OBSERVATIONS
ET
DÉCOUVERTES
FAITES

SUR DES CHEVAUX,

AVEC UNE NOUVELLE PRATIQUE

SUR LA FERRURE,

Par le Sieur LAFOSSE, Maréchal des petites Ecuries du Roi.

Avec des Figures en taille-douce.

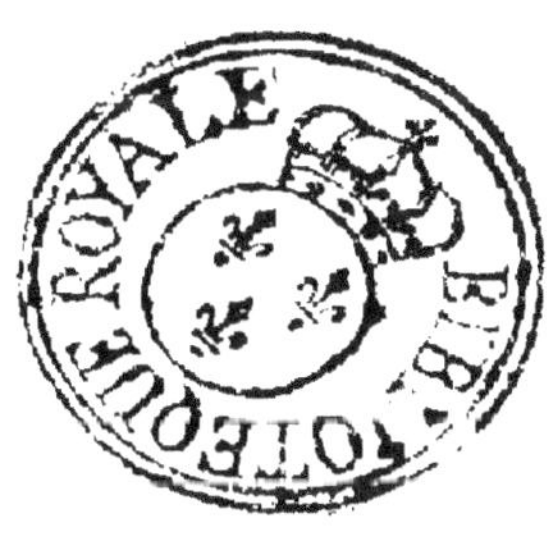

A PARIS,

Chez HOCHEREAU le jeune, Quai des Augustins, au coin de la rue Gist-le-cœur, à S. François

---

M. DCC LIV.

Avec Approbation & Privilége du Roi.

AVERTISSEMENT.

LES Diſſertations annoncées dans la Table des Obſervations, ſont les fruits de l'Anatomie; c'eſt à elle ſeule que je dois toutes mes découvertes, & ſi je me trouve forcé de m'écarter quelquefois de la pratique, c'eſt à ces mêmes principes que j'ai puiſés dans l'Anatomie, & aux fautes meurtrieres que j'ai faites autrefois que tout eſt dû. Je n'ai pas eu de

A

plus fçavans Maîtres que mes Confreres, auffi je fens mieux que tout
autre combien je fuis loin de la
perfection ; mais quelque imparfaite
que foit cette ébauche, j'aurai du
moins l'avantage d'avoir donné les
premieres ouvertures. Si mes Confreres veulent tracer les mêmes routes à leurs Enfans, & faire appren-
dre l'Anatomie de bonne heure à
ceux qu'ils deftinent à la Profeffion
de Maréchal, je fuis sûr qu'on fera
beaucoup moins de fautes, & que
l'Art de la Maréchalerie fera en
peu de tems pouffé bien plus loin,
qu'il ne l'a jamais été.

Cependant comme les connoiffances Anatomiques ne font pas

les feules néceffaires à notre Profeffion, il faudroit y joindre encore celles de la Médecine. En
effet, comment guérir les maladies, fi on ne les connoît pas ?
Comment y appliquer des remédes, fi l'on n'eft fûr ni de leur con-
venance, ni de leur effet ? Comment enfin faire des pronoftics
juftes fur les maladies, fi l'on n'eft
véritablement éclairé par foi-même
ou guidé par quelque furveillant
bien inftruit ?

Il feroit encore à fouhaiter que
tous ceux qui fe mêlent de faire
traiter les Chevaux, connuffent
la ftructure de cet Animal, ils
éviteroient bien des fautes, qui

font méprifer le Maréchal & dé-
crier fa Profeſſion, ſi néceſſaire au
Public.

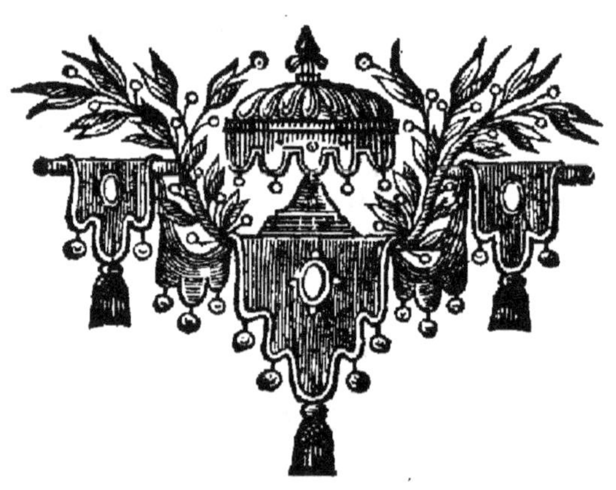

RECUEIL

RECUEIL

D'OBSERVATIONS

ET DÉCOUVERTES

IMPORTANTES

Sur différens accidens qui arrivent aux Chevaux.

1°. L'ANATOMIE exacte du pied du Cheval.

2°. Histoire des causes & du siége de différens maux, que l'on place dans la hanche ou dans l'épaule, & qui font boiter le Cheval, & que l'on démontre être dans le sabot.

3°. Suite d'expériences & observations nouvelles sur la Morve.

4°. Mémoire donné à l'Académie des

A iij

Scienees fur une maniére d'arrêter le fang des groffes arteres.

5°. Nouvelle Méthode de ferrer les Chevaux pour la confervation de leurs pieds, & pour les empêcher de glifler fur le pavé, appellé vulgairement *plombé*.

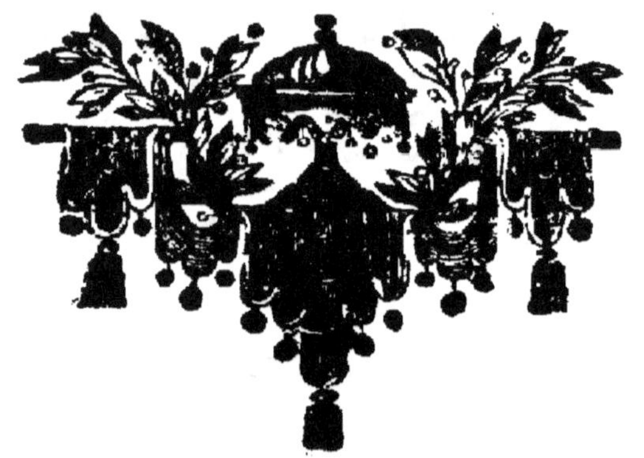

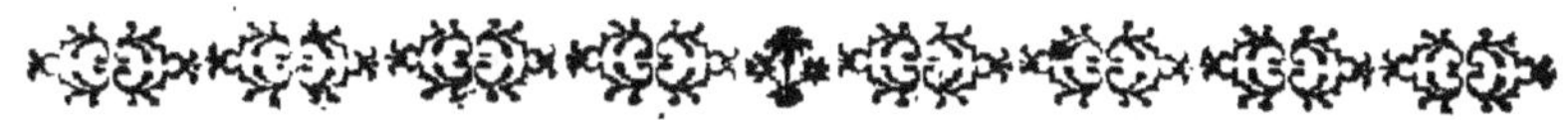

TABLE

DES OBSERVATIONS.

1°. **L**A Table Anatomique des parties difféquées du pied du Cheval & leurs
figures, traversées par six lignes droites &
paralleles, dont l'espace indique sur chaque
partie l'importance des accidens qui leur arrivent ; de façon que sans avoir étudié l'A-
natomie, on peut connoître la qualité & le
siége de chacune, assez pour faire un pro-
gnostic juste sur les différentes espéces d'accidens.

2°. Que la cause qui fait boiter les Chevaux, que l'on cherche dans l'épaule ou
dans la hanche, se trouve dans le sabot, par
la compression de la sole charnue occasionnée par la poussée de l'os coronaire : ce
mal devient souvent incurable par les sou-
dures qui s'y font de ces os, faute d'y porter reméde dès qu'on s'en apperçoit.

3°. La rupture du tendon d'Achille.

4°. La fracture de l'os coronaire en trois
parties, & quelquefois plus.

A iiij

5°. La fracture de l'os de la noix en deux & quelquefois en trois, toûjours fracturé avec l'os coronaire.

6°. La fracture de l'os du pied seul en deux.

7°. Suite d'expériences & observations nouvelles sur la Morve, pour servir de supplément au Traité de cette maladie, publié en 1749.

8°. La maniére d'arrêter le sang sans ligature ni caustique, des grosses arteres coupées, avec le jugement de l'Académie Royale des Sciences, en conséquence des rapports des Commissaires, comme témoins des expériences faites devant eux.

9°. Méthode de ferrer les Chevaux, afin de les rendre fermes sur le pavé tant l'hiver que l'été, qucique plombé, & les avantages qui en résultent; 1°. moins sujet à se déferrer; 2°. de garantir la sole charnue de bien des accidens; 3°. de conserver les jambes & de rendre leurs mouvemens plus souples & plus lians.

10°. Note de ce que dit M. Bracken, Médecin Anglois, dans sa Traduction de mon Traité sur la Morve.

11°. Traduction de ce qui concerne la Morve dans le Traité de M. Bertlet, Chirurgien de Londres, qu'il vient d'y publier.

TABLE ANATOMIQUE

Des parties difféquées du pied du Cheval & leurs figures, traverfées par fix lignes droites horifontales & paralleles, dont l'efpace indique fur chaque partie l'importance des accidens qui leur arrivent ; de façon que fans avoir étudié l'Anatomie, on peut connoître la qualité & le fiége de chacune, affez pour faire un prognoftic jufte fur les différentes efpéces d'accidens.

EXPLICATIONS DES FIGURES

DE LA SECONDE PLANCHE.

LA premiere figure repréfente le pied du Cheval vû par-deffous ; A. eft la fole de corne ; B. la fourchette ; 2. la muraille ou le fabot.

La feconde Figure repréfente la fole de corne ; A. levée de deffus la fole charnue ; C. autour de laquelle eft la chair canelée ;

6. encastrée dans la canelure de la superficie intérieure de la muraille ; 5. dont la corne est molle & blanchâtre.

La troisiéme Figure représente le dessous de la sole charnue C. enlevée de dessus l'os du pied D. G est la gaine du tendon d'Achille ; 2. est le cartilage ; 6. est le rebord de la sole charnue enclavée dans les sillons de la corne canelée.

La quatriéme Figure représente la jambe vue postérieurement, dont 7 est la peau ouverte pour faire voir l'intérieur des parties molles qui servent aux articulations ; 8 est la membrane aponévrotique formée de différentes lames qui partent des muscles & tendons cutanés ; 9 & 3 sont en partie la gaine du tendon fléchisseur 5 de l'os coronaire ; qui sert de gaine au tendon d'Achille 10. 11. est le ligament de l'os du canon, de l'os du paturon & de l'os coronaire ; 16. est la coupe du tendon de l'os coronaire ; 18. est l'os du canon ; 6. est l'os du pied.

La cinquiéme Figure est la même jambe vue de même, dont 2. est l'os du pied ; 1. est le tendon d'Achille ; coupé pour faire voir l'os coronaire 6. 3 est l'os de la noix ; 4 est la partie concave de l'os du pied où s'attache le tendon ; 7 est le ligament de l'os du pied avec l'os de la noix ; & 8 est le ligament du tendon avec l'os de la noix.

La Figure sixiéme est le tendon d'Achille enlevé & retourné de la figure 5. pour voir la lame 8. qui sert de ligament à l'os de la noix, Figure 5.

La septiéme Figure fait voir la chair canelée 1. dont la muraille est enlevée ; le bourlet 2. mamelonné, qui environne la chair canelée dans tout son pourtour au-dessus du pied : 3. est le cartilage du pied : 4. est le tendon extenseur du pied.

La huitiéme Figure fait voir l'os du pied Z. dont la chair sillonnée ou canelée est élevée avec le cartilage 5. le ligament de l'os coronaire avec l'os du pied 3. & 4. est le tendon extenseur du pied.

Troisiéme Planche, avec figure d'Ostéologie & la fracture des os.

La premiere Figure représente la jambe vûe antérieurement ; 3. est l'os du canon coupé à sa partie supérieure ; 4. est l'os du paturon ; 5. l'os coronaire ; 6. l'os du pied.

La seconde Figure est la même jambe vûe postérieurement ; 8. l'os du canon ; 4. l'os du paturon ; 5. l'os coronaire ; 3. l'os de la noix qu'on ne peut voir antérieurement, 6. l'os du pied.

La troisiéme Figure est la même jambe

vûe de même ; 16. l'endroit où l'artere se divise en deux branches ; 5. diftribution que font ces deux branches autour du pied ; 4. font les trous où fe perdent ces deux branches dans le pied ; 6. l'os du pied.

La quatriéme Figure eft l'os coronaire vû par sa face antérieure, avec les traits extérieurs de ses fractures, N. 1. 2. & 3.

La cinquiéme eft le même os coronaire vû poftérieurement avec les mêmes fractures, 1. 2. 3.

La fixiéme eft l'os de la noix fracturé en trois morceaux, 4. 5. & 6.

La feptiéme le même os fracturé en deux morceaux, 4. & 4.

La huitiéme eft l'os du pied vû supérieurement, fracturé en deux parties, avec le trait de fa fracture, 6. & 7.

La neuviéme eft le même os du pied vû inférieurement, avec la même fracture, 6. & 7. Cet os eft extrêmement fpongieux.

OBSERVATIONS

SUR LES ACCIDENS QUI
arrivent souvent aux pieds des Chevaux
& qui les font boiter subitement, sans
qu'on puisse distinguer d'où vient le mal.

PREMIERE OBSERVATION.

ON m'avoit confié un Cheval boiteux, sur le mal duquel on n'avoit pû me donner aucune indication. Après que je l'eus pansé pendant vingt-huit jours, sans en pouvoir découvrir la cause & sans aucun succès, on le mit entre les mains d'un autre Maréchal, qui le traita encore pendant quinze jours. Le Propriétaire voyant les soins de celui-ci, aussi infructueux que les miens, m'abandonna son Cheval ; je lui fis couper la jambe pour la disséquer : je trouvai le tendon d'Achille rompu près de son attache, & l'os coronaire fracturé en trois morceaux, sans être luxé, & aussi fraîchement fracturé que si ç'eût

* A vj

été du jour même, quoique six semaines se fuffent écoulées depuis l'accident. Ne pouvant pénétrer comment, ni par quel effort, cet os se pouvoit fracturer, ni si c'étoit par l'os du pied ou par l os du paturon que commençoit la fracture de cet os coronaire, je le fis voir à de très-habiles gens, lesquels, après un long examen, me parurent auffi embarraffés que moi fur cet article : l'animal n'avoit fait aucun effort connu auparavant.

Seconde Obfervation.

A l'égard de l'effort ; j'ai vû par moi-même un Cheval attelé à un Carroffe se fracturer l'os coronaire au premier mouvement qu'il fit pour partir.

Troifiéme Obfervation.

Je paffai par hafard près d'un Carroffe, dont le Cocher prêt à partir, donna un coup de fouet à fon Cheval, qui fit au même inftant un treffaillement dont il boita fubitement tout bas : m'en étant apperçu, auffi-tôt je lui tâtai le pied ; le cliquetis que je reconnus par le tact, m'indiqua que l'os coronaire étoit fracturé ; & la diffection me fit voir en outre que le tendon d'Achille étoit caffé près de fon attache. Ce mal eft fans reméde, comme on peut le voir par les Figures.

Quatriéme Obfervation.

Un Cheval qui étoit tranquille & attelé au Carroffe, reçut un coup de fouet qui lui fit faire un mouvement de trépidation dont il boita fubitement. Le Cocher s'en apperçut & vifita le pied : quoiqu'il n'y trouvât rien, il rentra le Cheval à l'écurie. On m'appella, & je m'apperçus que l'os coronaire étoit fracturé : je dis que fon mal étoit incurable ; on en douta, parce que l'on ne lui avoit vû faire aucun effort. On le garda un mois, on le panfa ; mais ce Cheval ne guériffant pas, on s'en défit : je difféquai ce pied pour montrer que je ne m'étois pas trompé ; je fis voir en effet que l'os coronaire étoit fracturé en trois morceaux ; mais je fus furpris de trouver l'os de la noix fracturé en deux morceaux, & le tendon d'Achille entier, parce que dans le nombre de diffections que j'avois faites jufqu'alors, je n'en avois point encore vû de cette efpéce.

Cinquiéme Obfervation.

B. Après avoir examiné un Cheval que

l'on panſoit à l'épaule où l'on croyoit qu'étoit ſon mal, j'aſſurai qu'il étoit dans le ſabot, cauſé par la compreſſion de l'os coronaire, parce qu'étant en mouvement, il ſouleve & pouſſe l'os de la noix contre le tendon qui met la Sole charnue en preſſe comme entre l'enclume & le marteau; il s'y forma une inflammation, & on auroit dû promptement le deſſoler; mais comme on avoit différé quelque tems, voyant qu'il ne guériſſoit pas, on me le fit voir encore: je trouvai une petite groſſeur à la couronne, ce que je fis obſerver, & qui fit réſoudre au deſſolement: on le deſſola, après avoir mis le feu à cette petite groſſeur; mais il ne guérit pas. Il reſta huit mois en labour, au bout de ce tems on s'en défit. Je trouvai que l'attache du tendon d'Achille s'étoit oſſifié avec l'os du pied, l'os du pied avec l'os de la noix & avec l'os coronaire, autour duquel le cartillage étoit auſſi ſoudé; en ſorte que toutes ſes parties ne faiſoient plus enſemble qu'un ſeul & même corps, dont j'ai encore les piéces. Ces exemples montrent bien que la compreſſion de la Sole charnue, faute d'y remédier promptement, devient incurable.

Sixiéme

Sixiéme Observation.

Fracture finguliére faite en l'année 1743. Je fus mandé pour vifiter un Cheval devenu boiteux fubitement des deux pieds de der-riere, étant attelé à un Carroffe. On crut qu'il avoit pris un effort dans les reins ; je le vifitai, & je dis que fon mal étoit dans le fabot, & qu'il étoit incurable, parce qu'il y avoit fracture. J'ai difféqué fes deux pieds, j'ai trouvé les deux os coronaires fracturés, & les deux tendons d'Achille caffés : ce Che-val marcha près d'un quart de lieuë avec la fracture des deux os.

Septiéme Observation.

Un autre Cheval attelé à un Carroffe, fans faire d'efforts apparens, fe fractura l'os co-ronaire en vingt morceaux, fans que l'os de la noix, l'os du pied, ni le tendon d'Achille fuffent endommagés : c'eft le feul exemple que j'en ai vu.

Huitiéme Observation.

Un autre Cheval boitoit depuis long-tems ; on ne fçavoit fi c'étoit du pied ou de l'épaule :

B

je l'examinai, il avoit l'os coronnaire fracturé ; j'assurai que ce mal étoit sans reméde ,
on en douta ; mais au bout d'un mois on fut
contraint de l'abandonner. Je disséquai son
pied, l'os coronnaire étoit fracturé en quatre
morceaux, & l'os de la Noix en deux, le
Tendon d'Achille sain & entier.

Neuviéme Observation.

Un Cheval boitoit depuis quatre mois ; on
l'avoit traité d'abord au haut de la jambe ,
ensuite au pied, sans le dessoler : je jugeai
que son mal étoit sans reméde ; comptant
qu'il y avoit anchylose, on l'abandonna. Je
disséquai son pied ; l'os du pied étoit fracturé en deux morceaux, & dans cette fracture,
l'anchilose commençoit à se former, ainsi
que l'ossification, entre l'os coronnaire, l'os
de la noix & l'os du pied, dont la fracture
traversoit diamétralement l'une des cavités
de l'article, & aboutissoit vers le milieu de
la pince ; en sorte que cet os paroissoit être
divisé obliquement en deux parties inégales :
apparemment que le Cheval avoit rencontré
quelque pierre qui avoit soulevé son pied
plus d'un côté que de l'autre, & qui jointe
au poids du corps, avoit occasionné cette
fracture oblique, quoique le pied fût posé

perpendiculairement : c'eſt la ſeconde fracture que j'aie vûe de cette façon. Elle eſt
curable, quand elle eſt promptement ſecou-
rue. J'ai encore pluſieurs de ces ſortes de
piéds qui ſont ſoudés.

Dixiéme Obſervation.

Un Cheval boitoit depuis deux mois ſans
que l'on connût ſon mal. J'aſſûrai que le mal
étoit dans le ſabot ; je fis voir une petite
groſſeur à la couronne : on le traita ; mais
cette groſſeur augmenta pendant deux années, faute de l'avoir deſſolé dès le commencement. J'ai diſſéqué ce pied ; j'ai trouvé l'os
de la noix, l'os coronaire, & l'os du pied
ſoudés enſemble ; ce qui avoit été cauſé par
l'épanchement du ſuc oſſeux ; enſorte qu'à
peine pouvoit-on diſtinguer l'articulation de
ces trois os.

Onziéme Obſervation.

Anchyloſe à la ſuite de l'inflammation.
Un effort qui n'aura pas été aſſez violent
pour fracturer l'os coronaire ni l'os de la noix,
non plus que pour rompre le tendon flé-
chiſſeur, peut ſe borner à produire l'inflammation de la ſole charnue. Si cette inflam-

mation s'est communiquée aux ligamens, aux tendons & aux capfules articulaires ; j'ai dit qu'elle étoit incurable, fi on n'y portoit pas reméde fur le champ par l'anchylofe ou foudure qui s'y forme. J'ai vû de cette efpéce deux fortes d'offifications dans des pieds que j'ai difféqués, dont les piéces, ainfi que celles des os fracturés ci-deffus mentionnés, ont été jointes au Mémoire donné à l'Académie, pour y fervir de Supplément.

Douziéme Obfervation.

Le deffolement empêche les foudures & les offifications dont on vient de parler, met hors de preffe la fole charnue, laquelle eft regardée comme l'épanouiffement des mufcles & des tendons du pied : cette opération fait élargir le fabot ; la fole charnue n'étant plus preffée, fon inflammation ceffe, & le pied fe remet dans fon état naturel.

Lorfqu'on deffole un Cheval il faut obferver de laiffer faigner le pied pour dégorger les vaiffeaux fanguins & lymphatiques : mettre au premier appareil de la Térébenthine avec fon effence, & ne point ferrer les écliffes, pour ne pas fatiguer cette partie enflammée ; il faut frotter la couronne d'effence de Térébenthine, & envelopper le fabot d'é-

molliens pour humecter, détendre & ramol-
lir les parties.

Treiziéme Observation.

Le sabot du Cheval peut être comparé à
une éponge : lorsqu'elle est séche elle se ref-
ferre jusques dans l'intérieur ; lorsqu'elle est
humectée elle s'ouvre & se ramollit en se di-
latant. Si l'animal reste long-tems à l'écurie
sans qu'on ait l'attention de lui humecter la
corne, il devient presque toûjours boiteux,
parce qu'elle est susceptible de resserrement
comme de dilatation. La compression dans le
sabot arrive par la poussée de l'os coronaire
contre l'os de la noix, sur lequel porte en
partie ledit os coronaire, lequel faisant l'ac-
tion d'un levier, prend pour son point d'appui la partie supérieure & antérieure de l'os
du pied comprimé, l'os de la noix qu'il sou-
leve, & qui pousse le tendon d'Achille, lequel tendon d'Achille presse & comprime la
sole charnue contre la sole de corne, toutes
lesquelles compressions produisent à cette
sole charnue une inflammation qui se communique à toutes les autres parties.

Quatorziéme Observation.

Il m'eſt arrivé de panſer l'épaule des Che-vaux boiteux, parce que les propriétaires ſoûtenoient que leur mal y étoit, quoiqu'il fût dans le ſabot, provenant d'une compreſ-ſion : ces Chevaux furent guéris ſans avoir porté aucun reméde au pied ; mais ce n'a été que l'effet du hazard, du laps de tems, & du repos, comme cela arrive aſſez ſou-vent.

B. Je puis aſſûrer que je n'ai jamais vu ni oüi dire qu'un Cheval employé à de rudes travaux, ni à tirer des lourdes voitures, ni à porter les plus peſans fardeaux, ſe ſoit fracturé l'os coronaire.

Quinziéme Obſervation.

B. On diſtingue les fortes compreſſions en appuyant le pouce ſous la couronne, ce qui fait ſentir ordinairement au Cheval une dou-leur auſſi vive que dans la fracture : il faut ne pas perdre de tems à le deſſoler.

Lorſque la compreſſion n'eſt pas aſſez vio-lente, qu'elle ne ſe fait pas connoître à la couronne, il faut chercher dans le pied, pa-rer la ſole de corne juſqu'à ce qu'elle ſoit fléxible fous la triquoife, qu'il faut avancer le plus près que l'on peut de la fourchette; on ferre la triquoife, & fi le Cheval eft fen- ble dans cet endroit, on doit être affûré qu'il y a compreffion de l'os coronaire fur l'os de la noix. Le reméde eft de parer la fole jufqu'à la rofée, le faigner à la pince, & mettre un plumaceau d'effence de téré- benthine à la faignée, une emmiellure dans le pied & autour de la couronne. Plus des trois quarts en guériffent fans les colorer.

Seiziéme Obfervation.

Le plus fûr reméde eft de deffoler fur le champ. J'ai ainfi guéri en quinze jours des Chevaux qui ne pouvoient pofer pied à terre.

On connoît auffi l'ancienneté de la com- preffion par l'adhérence de la fole de corne à la fole charnue, parce que le Cheval fai- gne peu, après le deffolement, à caufe de l'interruption de la circulation des liqueurs.

Dix-feptiéme Obfervation.

B. Un Cheval traînant une charrette fort chargée, appuya fon pied fur un morceau de fer qui lui fendit l'os du pied. Je le fis

déferrer & deſſoler dans l'inſtant ; il fut guéri
parfaitement. Cet os tranché par ce fer fait
voir que la partie fracturée par le ſeul effort
du Cheval, peut ſe réunir, ſi l'on y remédie
ſur le champ, quoique cette fracture ſe faſſe
ſupérieurement par l'os coronaire.

La fracture de l'os du pied qui n'a d'autre
mouvement que ceux de la ſole charnue &
de la ſole de corne ſur leſquelles il eſt aſſis,
arrive par l'un des deux côtés convexes de la
partie inférieure de l'os coronaire, l'autre
côté venant à porter à faux : cette fracture
doit ſe réunir, parce que cet os du pied n'a
qu'un mouvement imperceptible ſur la ſole
charnue, qui eſt fortifiée par la ſole de corne, & renfermée dans tout ſon pourtour par
la chair canelée, encaſtrée dans toute la ſu-
perficie également canelée de la corne intérieure du ſabot, qui eſt molle & blanchâtre.

De tout ce qui vient d'être dit, on doit
conclure, 1°. que la réunion des fibres des
parties ſupérieures, dont la tenſion & l'élaſ-
ticité ſont prodigieuſes dans le ſabot, doit
les rendre ſuſceptibles de toutes les ſuites
fâcheuſes de la compreſſion ; 2°. qu'il eſt
inutile de garder des Chevaux chez qui il y
a quelques parties fracturées, à l'exception
de l'os du pied, dont la fracture eſt ſuſcep-

tible de réunion ; à cauſe de ſon peu de mouvement , & qu'il eſt contenu comme on vient de le dire.

Je garde les Piéces juſtificatives de certains exemples, qui prouvent que ſi quelque clou a pénétré juſque dans l'article du pied, ou qu'il s'y ſoit formé quelque matiere, qu'un long ſéjour a putréfiée , de façon que l'âcreté corroſive ait rongé le cartilage des os de cet article ; ce mal eſt incurable.

3°. Lorſque l'effort du Cheval n'a pas été aſſez violent pour fracturer les articulations du pied, la pouſſée de l'os coronaire ſur l'os de la noix doit occaſionner une forte compreſſion ſur la ſole charnue contre la ſole de corne, qu'on peut regarder comme l'épanouiſſement des houpes nerveuſes des Muſcles & des tendons du pied.

4°. Que dans tous les cas de fortes compreſſions, l'inflammation doit oſſifier les articulations du pied , par la ſtagnation des liqueurs, à moins qu'on n'y remédie promptement.

B. J'ai des exemples que lorſque l'os de la noix & l'os coronaire ont été bleſſés de quelques clous, ou que la matiere y aura ſéjourné, les cartilages de ces os étant minés par l'âcreté de cette matiere ; ces maux ſont incurables , quoique toutes les autres parties ſoient ſaines.

On ne peut efpérer de réunir les fractures des os coronaires & de la noix, de même que la rupture du tendon d'Achille ; toutes les articulations font dans un mouvement continuel, & fi par hazard elles fe réuniffoient, le Cheval boiteroit néceffairement, par le calus formé dans l'articulation, comme l'a dit M. Morand dans fon rapport donné à l'Académie.

B. Je préfume que la conftruction du pied peut donner lieu à ces différens accidens. Le fabot, où fe réuniffent toutes les articulations des parties fupérieures, & qui a de plus fon mouvement particulier, a befoin d'une grande folidité pour que tout le poids du corps, qui porte fur les pieds, ne puiffe faire varier, ni les os, ni les tendons.

Dix-huitiéme Obfervation.

Après auoir panfé un Cheval qui avoit été deffolé, & à qui on avoit coupé une partie de la fourchette pour un clou de rue ; comme il étoit prefque guéri, étant couché, on lui donna un coup de fouet : il fe leva ; mais par l'effort qu'il fit il boita fubitement. Je penfai d'abord que c'étoit l'effet de l'os coronaire pouffé fur l'os de la noix : dix jours après cet accident parut une humeur dans le milieu du pied ; je crus alors que l'os de la

noix pouvoit être fracturé , mais cette humeur perça : je fentis l'os de la noix entier,
le tendon caffé , & la partie inférieure éroit
reftée à fon attache. Au bout de cinq ou fix
jours la partie inférieure de ce tendon fe dé-
tacha par parties de fon attache, & laiffa
voir l'os de la noix à découvert. Pendant
trois mois qu'a duré le panfement, je me
fuis fervi du Baume de Fioraventi, qui m'a
bien réuffi ; ce qui m'avoit donné l'efpérance
c'étoit d'avoir vu quelques Chevaux à qui on
avoit coupé par ignorance le tendon tranf-
verfalement, & qui avoient guéri. Je défi-
rois fçavoir comment la partie fupérieure du
tendon auroit pû fe rejoindre à fon attache
fur l'os du pied, car le Cheval étoit guéri :
mais un accident , dont il mourut au bout
de onze mois, me donna la facilité de dif-
féquer le pied ; je trouvai le tendon offifié
avec l'os de la noix , & l'os de la noix avec
l'os du pied, de forte que ces trois parties
étoient réunies , l'os coronaire avoit confer-
vé la liberté du mouvement de fon article ,
le Cheval ne boitoit plus, il marchoit un
peu fur le talon.

Dix-neuviéme Obfervation.

Un Cheval à qui on avoit fait l'opération

du fil en lui coupant la fourchette ; eut le tendon offensé: je n'ai pu sçavoir si cet accident venoit, soit en extirpant le fil, soit par la corrosion des topiques ; le tendon étoit détruit comme le précédent, & on voyoit l'os de la noix à découvert, & le tendon à son attache étoit tombé en pourriture. Après l'avoir guéri, il mourut au bout de cinq ou six mois : je trouvai l'os. de la noix couvert d'une espéce de ligament qui occupoit toute la partie de l'os de la noix qui s'étoit liée avec la partie supérieure de ce tendon ; ce nouveau tendon étoit comme un ligament, & adhérent à l'os de la noix, qui s'y étoit ossifié ; mais ce tendon étoit plus du double épais qu'il ne l'est dans l'état naturel. Reste à sçavoir si cette excroissance venoit du tendon, ou de la gaine du tissu cellulaire, ou d'autres membranes, c'est ce que les Obser-vations & le tems découvriront.

RÉFLEXIONS.

QUAND on réfléchit sur les différens mouvemens que fait un Cheval, & sur la construction de son pied, on ne doit pas être surpris de trouver cette partie sujette à tant de sortes d'accidens. La pratique nous fait voir que pour un Cheval qui boite de la hanche ou de l'épaule, il y en a cent qui boitent du pied, & que la connoissance de cette derniere partie mérite toute notre attention : je pense que ces accidens n'arrivent qu'à des Chevaux de trait, & non aux Chevaux de monture : je crois aussi que ce sont les différentes attitudes du pied du Cheval, surchargé du poids de son corps, qui causent les différentes fractures des os coronaires & de la noix : quand le pied n'est pas posé directement les articles sont pliés, comme lorsque le Cheval s'appuie sur la pince du sabot ; la partie supérieure & intérieure de l'os coronaire, qui est dans une situation oblique, surchargé en cet état du fardeau du corps, est forcé de baisser de ce côté & de lever de l'autre, sa partie inférieure & postérieure qui léve, pousse l'os de la noix contre

le tendon d'Achille, lequel porte & foû-
tient ledit os de la noix ; ce tendon pouſſe &
preſſe à ſon tour la ſole charnue, qui ſe trouve comprimée entre la ſole de corne, qui
lui ſert de point d'appui ; le tendon & l'os
coronaire de la noix ſe trouvent fraĉtu-
rés ſupérieurement & poſtérieurement par
l'os du paturon, qui étoit auſſi dans une ſi-
tuation oblique, & inférieurement & antérieurement par la partie ſupérieure de l'os du
pied qui lui ſert de coin.

L'os de la noix ſe trouve fraĉturé par la
ſeule partie inférieure & poſtérieure de l'os
coronaire ; mais quoique ces os ſoient fracturés de la façon que je viens de le dire, dans
l'inſtant même du treſſaillement du Cheval, il
ne ſe fait point de luxation entre ces os, par
la façon dont ils ſont liés & maintenus par
les ligamens au pourtour de ces os, par le
tendon, par les cartilages, & par la con-
ſtruĉtion du ſabot, qui les renferme avec
toutes ſes dépendances.

Dans tous les pieds de Chevaux que j'ai
diſſéqués d'abord à la ſuite de ces accidens,
j'ai trouvé le tendon d'Achille caſſé, & je
croyois que la fraĉture de l'os coronaire en
trois parties devoit toûjours être ſuivie de la
rupture du tendon, ſur-tout dès que le pied
eſt paré, ou qu'il y a des crampons ou des

éponges relevées, que la fourchette eſt éloignée, & n'a point de point d'appui ; c'eſt ce
que l'on verra dans le Traité de la Ferrure.

On connoît les fractures de l'os coronaire
en ſoulevant le pied par la partie inférieure ;
il faut le tirer en avant, & appuyer le pouce
ſur la couronne, par ce tact on ſent un cliquetis s'il y a fracture : quand le tendon n'eſt
point caſſé, il ſoûtient les os, & en leur ſer-
vant de point d'appui le cliquetis eſt moins
ſenſible ; mais on le ſent mieux quand le tendon d'Achille eſt rompu.

Il faut obſerver, quant à la fracture de
l'os du pied, que cet os du Cheval eſt comme immobile dans la place qu'il occupe, en-
tretenu dans ſon plan par la ſole de corne,
& dans ſon pourtour par la muraille du ſabot, ce qui contient ſolidement l'os du pied
en tout ſens.

Je n'ai vû qu'une fois cette maladie, &
je la crois curable ; ce qui me le fait penſer,
c'eſt qu'il m'eſt arrivé de traiter un Cheval
dont l'os du pied étoit fendu en deux dans
toute ſon épaiſſeur, par un morceau de fer
aigu & tranchant, dont il eſt guéri. Le Cheval de monture a pour poſer ſon pied, une
attitude bien différente de celle d'un Cheval qui tire une voiture : le premier a toujours les parties articulées de ſon pied per-

pendiculairement pofées, & dans la fitu
tion où elles doivent être pour porter,
lieu que le Cheval de trait eft dans l'hab
tude d'avoir ces mêmes parties dans une
tuation oblique, & convenable à la pofiti
qu'il doit prendre pour le tirage; fuivant c
la, une pierre ou un défaut de pavé qui
feroit rencontré fous un côté du pied
Cheval, & ce pied portant à faux de l'autr
côté, la preffion de l'os coronaire, furcharg
de tout le poids de fon corps, aura pû cau
fer cette fracture.

METHOD

MÉTHODE
CURATIVE

Des Piquures, ou autres accidens qui arrivent aux Pieds des Chevaux.

PLANCHE seconde, sur toutes les lignes, la premiere Figure, si le clou n'a percé que la sole de corne & légérement la sole charnue, il n'y a rien à faire.

Mais si l'on soupçonne qu'il ait touché l'os du pied D, figure 3 ; il faut faire une bonne ouverture, si l'on veut éviter le desfolement, pour faciliter l'exfoliation.

Si le clou a pénétré jusqu'à l'attache du tendon 10. figure 4. il y faut plus d'attention, le panser plus souvent, de crainte que le tendon ne se gâte : s'il est parvenu à la partie concave 4. de l'os du pied, figure 5. il se fera une exfoliation qui n'aura pas de mauvaises suites, pourvu qu'on n'y laisse pas séjourner les matiéres qui gâteroient le liga-

C

ment 7. fur la ligne R , 1. 2. 3. & 4. figures.
Si le clou n'a pas été jufqu'au tendon , le
Cheval guérira fans qu'il foit befoin de deffoler; mais fi le tendon eft percé, il faut deffoler avec attention , parce que la fynovie
s'échape : fi le clou a pénétré jufqu'au ligament 7. figure 5. il faut le panfer tous les
jours plutôt deux fois qu'une , mais légérement , & ne point ferrer la tente, ni laiffer
féjourner les matiéres , de crainte qu'elles ne
gâtent & corrodent les parties cartilagineufes
de l'os de la noix , & ne détruifent les ligamens. Lorfqu'on donnera jour à cette plaie,
il faut introduire une fonde canelée, dans la
canelure de laquelle vous coulerez la pointe
de votre biftouri , pour en faire l'ouverture
perpendiculairement , & non tranfverfale-
ment, parce qu'on couperoit le tendon, qui
ne fe reprend point , & qui cauferoit un
grand mal.

Sur la ligne B , figures 1. 2. 3. & 4. il faut
opérer comme il eft marqué fur la ligne R ;
mais fi le clou a monté jufqu'à l'os de la noix
3. figure 5. le mal eft incurable , parce que
ce petit os ne peut s'exfolier , & que la partie cartilagineufe de cet os le détruit dès qu'il
eft offenfé.

Sur la ligne S, figures 1. 2. 3. & 4. de
même que ce qui eft marqué fur la ligne R :

mais s'il est parvenu jusqu'au ligament 8. il faut suivre ce qui est dit sur la ligne R, parce qu'il y auroit du danger de corroder la partie cartilagineuse inférieure de l'os coronaire, qui deviendroit incurable en ce cas.

Sur la ligne T, il n'y a de danger que pour le cartilage 2. figure 3. dont nous parlerons. Si le clou passe dans la fourchette B. figure 1. & qu'il n'ait pas été jusqu'au tendon, il n'en arrive rien, quand même le clou auroit percé de part en part jusques dans le paturon ; j'ai fait marcher des Chevaux dans cet état, sans leur faire garder l'écurie : mais s'il a touché le tendon, il faut opérer comme il est dit ci-dessus ; si le clou l'a touché, entre la ligne A & la ligne R, & qu'il ait pénétré jusqu'à la cotte 4. Planche II. figure 3. il pourroit avoir coupé ou piqué l'artere, auquel cas il faut mettre un plumaceau pour comprimer la par-tie, & arrêter le sang.

Pour toutes ces opérations, il faut se servir de Baume de Fioraventi, ou d'Essence de Térébenthine, & faire les appareils comme il sera dit pour le dessolement : mais il faut avoir attention, quand on veut dessoler, que la sole de corne ne soit pas trop forte, & dans ce cas de bien la parer pour la rendre fléxible ; autrement on risqueroit en appuyant le levesole sur la muraille, de la forcer & de l'écarter de la chair canelée jufqu'à l'en féparer, ce qui produiroit une inflammation dangereufe, dont j'ai vû des exemples. Obfervez de ne point lever la fole charnue, avec la fole de corne, ni la mâchurer, comme cela eft arrivé, ce qui prolongeroit la guérifon ; mais tout bon Praticien fçait éviter ces fortes de dangers. Lorfqu'il faut faire l'amputation du cartilage, figures 7. & 8. Planche II. s'il eft gâté on emportera une partie de la muraille qui le couvre, comme auffi la chair canelée repréfentée à la figure 7. & on enlevera tout le cartilage fans en réferver ; car pour peu qu'il en refte, quoique bon, il fe gâteroit, quelque chofe qu'on y pût faire, & l'on feroit obligé d'en venir à une feconde opération. Il faut éviter de toucher au ligament, qui attache l'os du pied avec l'os coronaire, ni à la capfule qui entretient la fynovie de l'article, parce que le mal deviendroit incurable, comme fi l'on touchoit à la partie inférieure de l'os coronaire, figure premiere, Planche III.

Pour reméde à cette amputation, il faut deffoler, s'il y a du pus fous la fole, du côté affligé ; mais s'il n'y en a pas, on peut s'en paffer. Pour premier & fecond appareil, il faut faire de bons plumaceaux fermes, les

uns petits, les autres grands, les petits pour
le fond de la plaie, les grands pour l'exté-
rieur, de degré en degré, lefquels on trem-
pera dans l'effence de térébenthine ; on fe
fervira enfuite de térébenthine, qu'il faut
mettre fur les plumceaux, & prendre une
bonne ligature large pour comprimer lefdits
plumaceaux, de façon que la chair ne puiffe
furmonter la corne. Pour les appareils qui
fuivront les fufdits, ils n'ont pas befoin d'être
fi fort comprimés. Tous les remédes adou-
ciffans font bons, & toute la difficulté de
cette amputation ne gît que dans la coupe
& dans l'arrangement de l'appareil.

J'ai remarqué que quelque bien faite que
foit l'opération à des pieds de devant, prin-
cipalement quand le fabot eft fort, quoique
bien guéri, le Cheval ne laiffe pas d'être
quelquefois boiteux, ce qui n'arrive pas aux
pieds de derriere ; c'eft un fait dont on dé-
couvrira peut-être la raifon.

Si l'on ne fuit pas ponctuellement ce qui
eft marqué ci-deffus, & que l'on n'enléve le
cartilage que par petites parcelles, ou par
cauftique, pointe de feu, ou rais, on rifque
de garder long-tems le Cheval fur la litiére ;
ce qui fait féjourner les matiéres, qui gâtent
la capfule, le ligament, & font fouvent
périr l'animal.

La diffection des pieds de deux Chevaux m'a appris une exception contre cette extirpation du cartilage ci-deffus. Il arrive pa[r] une conformation extraordinaire , que l[e] Cheval n'a point ou peu de cartilage à l'apophyfe de l'os du pied, & que c'eft un vra[i] prolongement du même os, lequel par f[a] dureté imite bien une forme à la couronn[e] du pied. Celui qui connoît fon fujet diftinguera en ce cas le défaut de cartilage , e[n] preffant la couronne par la réfiftance mo[bile] de l'os : on fent en circonftance pareill[e] qu'il ne faut pas couper le quartier de corne[,] il ne faut faire qu'une fimple ouverture à l[a] partie fupérieure de l'apophyfe pour atten[dre] l'exfoliation de l'os carrié : s'il arrive qu[e] cet os contre nature fe trouve bordé d'u[n] mince cartilage , il ne faut pas non plus ten[ter] l'extirpation du quartier, car la parti[e] corrodée fe détachera par le traitement déj[à] décrit ci-deffus , & fortira par l'ouvertur[e] faite en haut.

EXTRAIT DES REGISTRES
de l'Académie des Sciences.

Du 20. Janvier 1750.

Nous avons examiné par ordre de l'Académie un Ecrit du Sieur Lafosse, Maréchal des Ecuries du Roi. L'Auteur y expose qu'ayant eu à panser des Chevaux boiteux, & ne trouvant pas la cause de la claudication dans les parties supérieures ou moyennes des jambes, il la chercha vers le pied. Une tumeur légere qu'il y apperçut indiqua le siége du mal ; la dissection lui fit voir que l'os coronaire étoit fracturé.

Après cette premiere Observation, le Sieur la Fosse en a fait plusieurs autres pareilles : une chose singuliere, c'est qu'il assûre que cette fracture se fait sans beaucoup d'efforts de la part du Cheval, & qu'il en a vû un attaché à une voiture, se casser l'os coronaire au moment qu'il étoit prêt à partir. Ceux qui lui ont amené des Chevaux attaqués de pareille maladie, lui ont assûré qu'un léger faux pas la leur avoit causée. Le Sieur la Fosse remarque une autre singula-

C iiij

rité ; c'eſt que l'os Coronaire ſe trouve toûjours diviſé en trois parties à peu près égales. Peut - être en trouveroit - on la raiſon dans la maniere dont l'os coronaire eſt attaché à l'os du pâturon & à celui du pied, par des ligamens fort adhérens , qui étant au nombre de trois , ſemblent retenir chacun leur portion de l'os , & faciliter ſa diviſion en trois parties.

La découverte de cette maladie dont les Auteurs d'Anatomie, ni de la Médecine Vétérinaire, ni Chirurgicale n'ont point parlé ; ne conduit pas aux moyens de la guérir, puiſqu'elle eſt incurable ; elle ſert au contraire à perſuader que s'il étoit poſſible de contenir aſſez les parties de l'os fracturé pour qu'elles puiſſent ſe réunir, ſa fracture ſe trouvant dans une articulation, il y reſteroit une anchylofe ou calus, qui rendroit l'animal incapable de ſervir.

Mais l'obfervation du Sieur la Foſſe eſt très-utile, puiſqu'elle fait connoître l'incurabilité d'une maladie qui paſſoit pour être curable, parce qu'on ne la connoiſſoit pas ; il trouve par conféquent le moyen d'épargner aux Propriétaires des Chevaux qui en ſont attaqués, les frais d'une guérifon, que l'on tenteroit ſans ſuccès, & qu'il ſçait faire la différence quand l'os coronaire eſt, ou n'eſt

pas fracturé, quoi qu'il n'y ait point d'appa-
rence vifible de ce mal ; & quant à cet effort,
l'os coronaire réfifte à cette fracture, indique le moyen de guérir quand l'os n'eft pas
caffé, & que le Cheval doit fentir dans cet
effort une grande douleur, quand il réfifte à cette fracture. Nous ne pouvons que
louer le Sieur la Foffe du zéle & de la capacité
qu'il apporte à perfectionner & étendre les
connoiffances de ce qui regarde fa Profeffion.
Nous croyons que ce Mémoire mérite d'ê-
tre imprimé dans le Recueil des Externes.
Signé, MORAND & FERREIN.

*Je certifie le préfent Extrait conforme à fon
Original, & au jugement de l'Académie. Fait
à Paris, ce premier Fevrier 1750. Signé*
GRANDJEAN DE FOUCHY, *Secrétaire perpétuel de l'Académie Royale des Sciences.*

---

*Extrait des Regiftres de l'Académie
Royale des Sciences, du 23.
Août 1752.*

MOnfieur Morand, qui avoit été nommé par l'Académie, pour examiner
les Obfervations d'Hyppiatrique de M. la

Foſſe, Maréchal des petites Ecuries du Roi, ſur ſix Maladies du Pied des Chevaux, qui paroiſſent n'avoir pas été connues des Auteurs, en ayant fait ſon rapport, la Compagnie a jugé que ces Maladies étoient clairement décrites, que les Obſervations faites en conſéquence étoient très-judicieuſes, & que le tout étoit d'autant plus utile qu'il eſt accompagné de Planches Anatomiques, où les os du Cheval, & les parties adjacentes ſont mieux repréſentés que par-tout ailleurs. Ce Mémoire lui a paru digne d'être imprimé dans le Recueil des Piéces communiquées par les Etrangers. A Paris, ce 31. Août 1752. *Signé* GRANDJEAN de FOUCHY, Secrétaire perpétuel de l'Académie Royale des Sciences.

Fig. 8.

Fig. 7.

Fig. 4.

Fig. 3.

Fig. 5.

Fig. 2.

Fig. 6.

Fig. 1.

Fig. 1.er

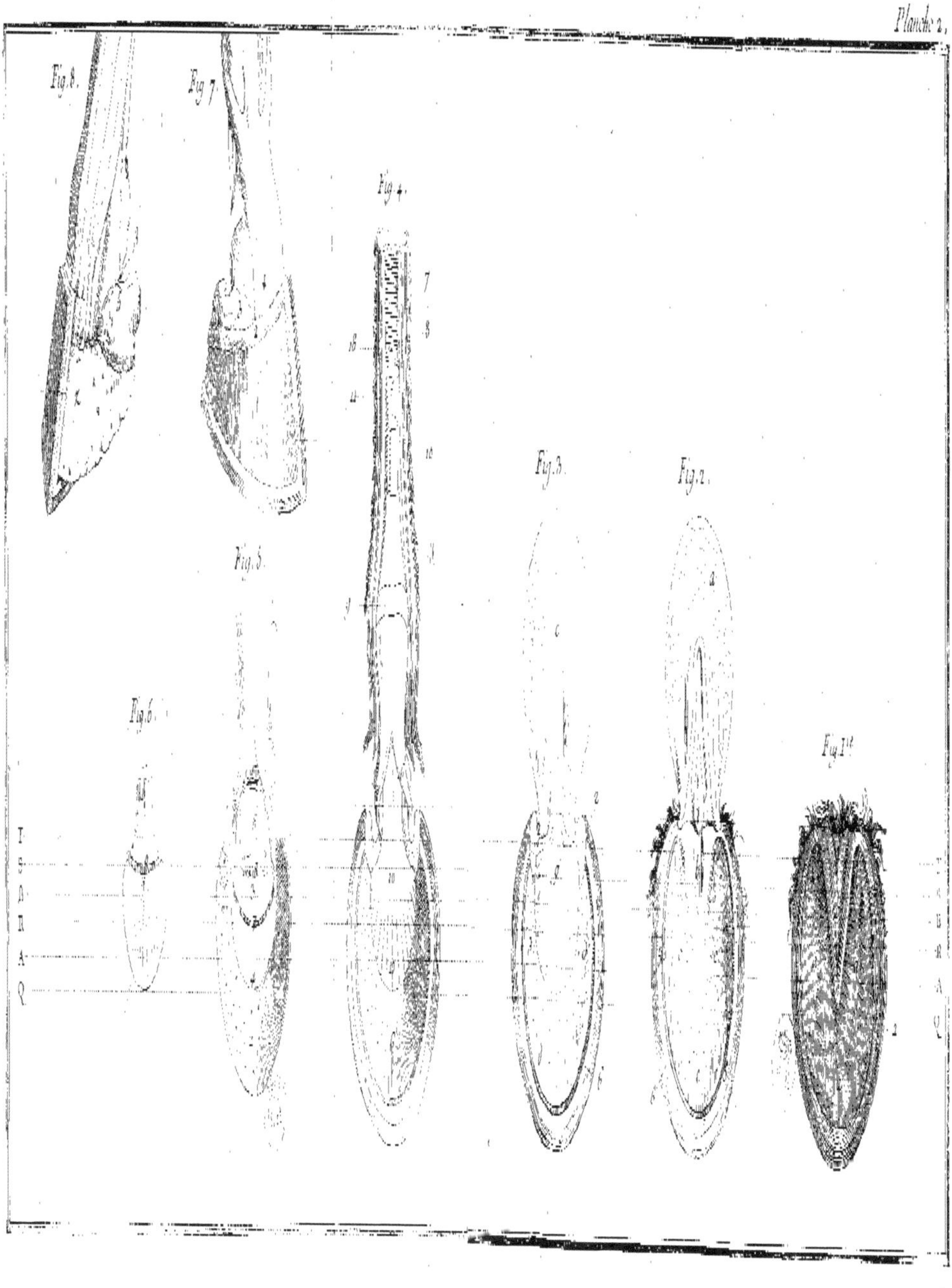

Planche
Fig. 9.
Fig. 8.
Fig. 3.
Fig. 2.
Fig. 1.ᵉ
Fig. 5.
Fig. 6.
Fig. 4.
Fig. 7.

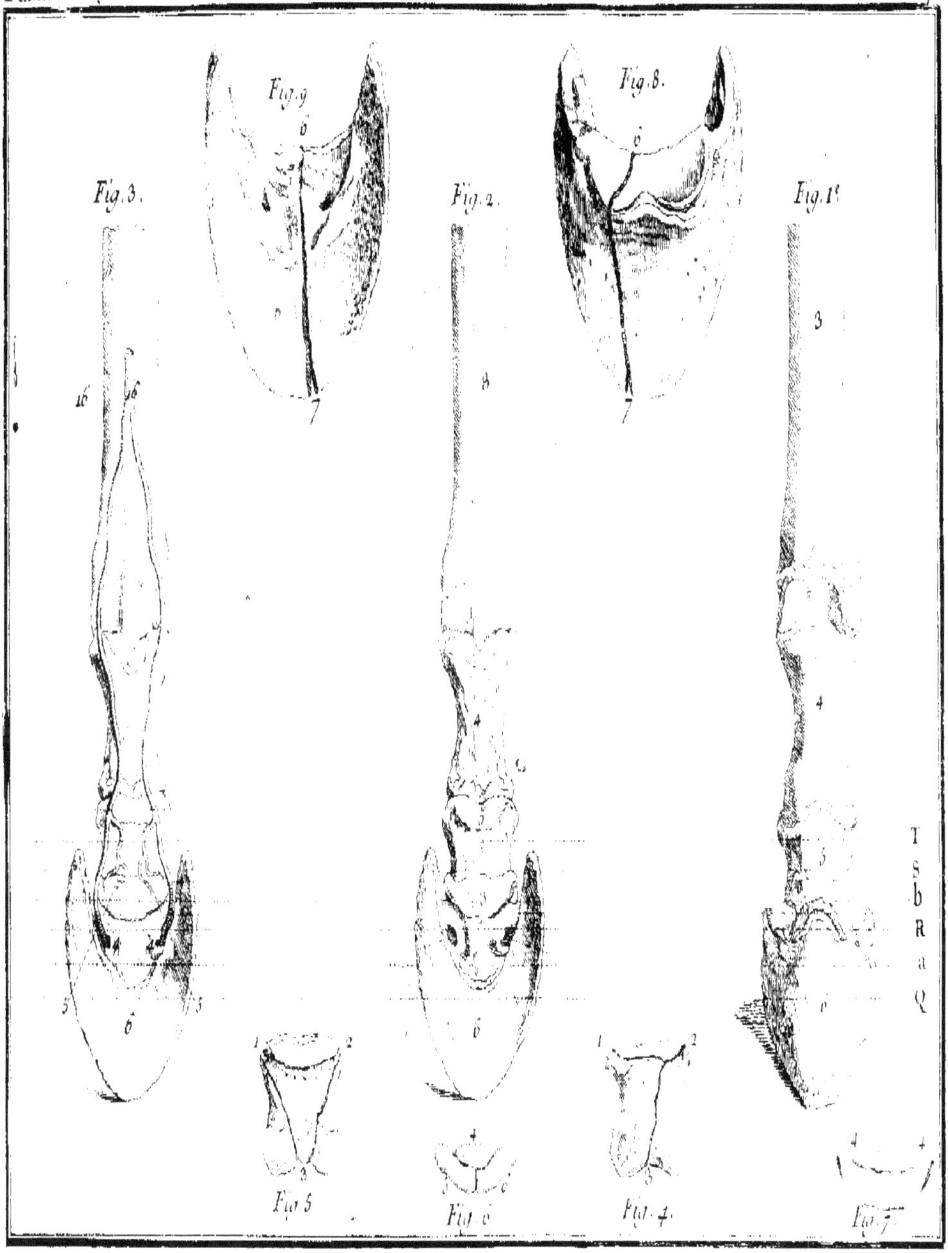

SUITE

D'EXPÉRIENCES

ET

OBSERVATIONS NOUVELLES

SUR LA MORVE.

L A Morve proprement dite eſt une maladie inflammatoire qui a ſon ſiége dans la membrane pituitaire, comme je l'ai expliqué dans mon Traité de 1749. auquel je renvoie le Lecteur.

Pour bien connoître cette maladie, il eſt à propos d'y diſtinguer trois tems; ſçavoir, ſon commencement, ſon milieu & ſa fin : dans chacun de ſes périodes elle porte un nom différent. Dans le premier on l'appelle Morve menaçante, dans le ſecond Morve

confirmée, & dans le troifiéme Morve in=
vétérée.

On reconnoît trois fymptomes à cette
maladie.

1°· L'inflammation dans la membrane pituitaire.

2°. Le gonflement des glandes fous la
ganache.

3°. L'écoulement de Morve proprement
dite.

Ces trois fymptomes font mutuellement
cauſés l'un de l'autre. Le premier produit le
fecond, le fecond produit des ulcères dont
il réfulte un écoulement par la narine du côté malade.

Dans mon Traité de 1749. j'ai nommé
glande fublinguale une glande que l'inflammation de la membrane pituitaire fait gonfler; mais ce n'eſt qu'une glande lymphatique, dont les canaux, après avoir fourni
beaucoup de ramifications, rendent fur la
glande maxillaire, & viennent fe rendre dans
une autre glande lymphatique placée fous la
parotide, & dont il part deux gros conduits
qui fuivent la trachée artère dans fa longueur, une de chaque côté, & fe jettent de
nouveau entre les deux larinœs, à deux
pouces & demi de la orte, dans deux glandes lymphatiques; là elles fe partagent pour

les traverfer, & enfuite ils fe rendent à la veine cave.

A l'égard des glandes fublinguales, elles font fituées à la lymphife du menton.

B. Quoique je fuffe affûré que l'inflammation de la membrane pituitaire étoit le premier fymptome de la Morve des Chevaux, pour me le perfuader davantage, j'ai fait les deux expériences fuivantes.

J'ai injecté d'une liqueur un Cheval fain par une narine : après l'avoir injecté, la membrane pituitaire s'eft enflammée ; cette inflammation a fait gonfler, fous la ganache du même côté, une glande lymphatique, comme je l'avois prévu ; l'inflammation de cette membrane a produit des ulcères, dont le pus a coulé par la même narine.

J'ai encore, avec la même liqueur, injecté un autre Cheval fain par les deux narines ; la membrane pituitaire s'eft enflammée, a fait gonfler des deux côtés une glande lymphatique ; enfuite le pus s'eft répandu par les deux narines au bout de quelque tems ; ce qui m'a confirmé que l'inflammation étoit le premier fymptome de la Morve proprement dite ; que la glande gonflée fous la ganache étoit le fecond, & l'écoulement de la Morve le troifiéme.

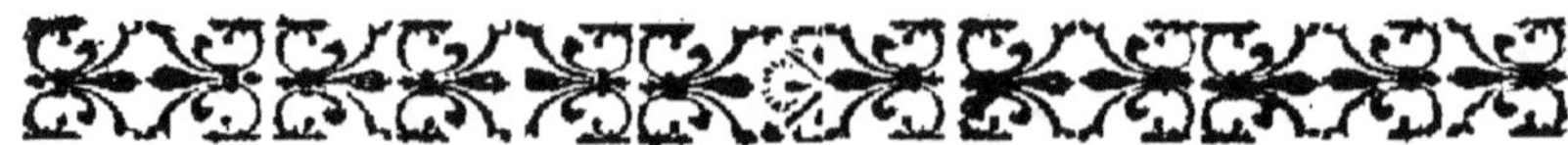

OBSERVATIONS

SUR DES CHEVAUX MORVEUX.

APrès avoir trépané un vieux Cheval en 1749. & l'avoir panfé, on le fit labourer ; on s'en défit au bout de dix-huit mois : la diffection de fa tête me fit voir que la membrane pituitaire s'étoit épaiffie de 6. à 7. lignes, & offifiée aux os adhérens ; elle avoit acquis cette épaiffeur & cette confiftence par la ftagnation du fuc lymphatique, caufée par l'inflammation & l'étendue des ulcères.

2. Un Cheval avoit reçu un coup de pied d'un autre Cheval, qui lui brifa une partie de l'os du finus maxillaire. Après avoir examiné cette bleffure, je trouvai qu'elle n'étoit pas mortelle ; mais comme le finus maxillaire avoit fouffert, & que la membrane pituitaire étoit enflammée, je ne doutai pas qu'il ne devînt morveux, & qu'il ne le fût long-tems : l'effet confirma mes conjectures. Les glandes de la ganache du côté affecté s'enflerent, les ulcères fe formerent dans la membrane pituitaire, la matiére coula des

narines, & cet écoulement est la morve proprement dite. J'ai pansé ce Cheval en lui faisant faire de fréquentes injections par les narines. L'écoulement a cessé au bout de quatre mois; la glande s'est dissipée; l'injection a lavé les parties inférieures des sinus maxillaires & celle des cornets, ce qui a empêché la Morve d'y séjourner, & ce mal a été radicalement guéri. Ce Cheval appartenoit à Madame Fondu, Maîtresse Chartiére, fauxbourg Saint Honoré.

3. Tous les Auteurs qui ont écrit sur la maladie des Chevaux, semblent s'être copiés pour assûrer que la Morve étoit un écoulement accompagné d'une odeur très-puante. Je n'ai jamais trouvé que la Morve fût puante par elle-même, mais elle peut le devenir, lorsqu'elle séjourne dans les sinus maxillaires, où des alimens s'introduisent, comme j'en ai vu, par les fentes des dents mollaires qui étoient cassées & qui infectoient les parties.

J'ai encore trouvé des Chevaux dont la Morve étoit très-puante ; mais ils avoient une gourme de courbature ou de farcin.

J'en ai aussi vu quelques-uns chez qui cette puanteur provenoit de la putréfaction des lobes du poumon, joint avec la Morve ; d'autres chez qui elle ne venoit que de la gourme maligne qu'ils jettoient.

4. J'ai vu un Cheval appartenant à un pauvre homme qui l'a fait travailler dans l'état de Morve invétérée pendant six ans : il ne s'en défit qu'à cause de son grand âge. J'ai ouvert ce Cheval pour visiter ses ulcères ; je les ai trouvées saines, de même que toutes les parties intérieures, excepté la membrane pituitaire qui étoit épaissie par les ulcères de quatre à cinq lignes, tant dans les sinus frontaux que maxillaires.

On sçait qu'un Cheval morveux de Morve proprement dite, peut communiquer ce mal à d'autres Chevaux sains ; mais ce mal se gagne aussi par tout ce qui peut enflammer la membrane pituitaire. Par exemple, un Cheval deviendra souvent morveux si après l'avoir mis à nage on le laisse reposer au froid ou le nez au vent, deux jours après on verra ses glandes sous la ganache se gonfler & ses nazeaux se remplir d'une humeur visqueuse.

On m'amena des Chevaux qui avoient ainsi pris le froid à la membrane pituitaire. Je m'apperçus par leurs glandes qu'ils étoient menacés de la Morve proprement dite : je les fis saigner & rafraîchir, & vins à bout de les guérir en peu de tems.

J'ai remarqué depuis que des Chevaux glandés pour même cause, & pour lesquels

j'avois

j'avois propofé de faire les mêmes opérations, pour prévenir ce mal, font devenus
morveux faute d'y remédier.

Pour éviter ces maladies, il faut, lorfqu'ils ont chaud, ne les point laiffer refroidir dans l'inaction, les faire marcher doucement après la courfe pour empêcher le refroidiffement fubit. Si l'on ne peut les promener, il faut leur couvrir le nez pour empêcher le premier choc de l'air ; on peut encore leur tourner la croupe au vent, afin
qu'il n'agiffe pas violemment fur la membrane pituitaire, & que le tiffu délicat de
cette membrane, expofé au contact immé-
diat de l'air & du vent, ne paffe pas trop
promptement du froid au chaud.

Mais fi un Cheval étoit glandé depuis
longtems, & qu'il jettât du coté engorgé
fans touffer, la Morve eft confirmée, cût-il
bon appétit & toutes les apparences d'une
fanté parfaite ; il faut injecter des décoctions
émollientes par les narines, & avoir foin de
pouffer l'injection jufques dans les finus frontaux, & la réitérer trois fois le jour pendant
une femaine : fi le Cheval continue de jetter, il feroit bon de lui faire ufer des fumigations, qui feroient plus en ufage fi l'on en
connoiffoit l'utilité.

Fumiger, c'eft faire refpirer la vapeur des

matieres placées fur le feu , ou fur un fer rouge : cette vapeur produit des effets différens , fuivant la compofition.

Pour cet effet , j'ai imaginé une efpéce de boëte fur laquelle il y a un tuyau que l'on infinue dans la narine du Cheval ; cette boëte a l'avantage de faire refpirer la fumigation , qui fe perd prefque toute par la méthode ordinaire. La méchanique de cette boëte eft trop fimple pour avoir befoin d'explication , le deffein feul fuffit pour la faire entendre. Après les injections & les fumigations , il faut promener le Cheval fans l'échauffer, ne lui donner que du fon , & le tenir chaudement dans l'écurie. On ne peut pas répondre de la guérifon , parce qu'elle dépend de l'opiniârreté de la maladie. Si l'on fuit attentivement les fymptomes , & qu'on s'y prenne à tems , on peut guérir la Morve.

Si la glande duroit , & que le Cheval jettât une matiere fanguinolente , qu'il parût une glande de l'autre côté de la ganache , avec difficulté de refpirer , on doit croire qu'elle vient de l'épaiffiffement de la membrane. Lorfque la Morve eft invétérée , il faut trépaner, comme il eft dit dans le Traité de 1749. c'eft la feule façon de prévenir la ftagnation de l'humeur corrofive.

Je fuppofe deux Chevaux, l'un morveux,

l'autre fain , dans la même écurie & à la même mangeoire , pourvû qu'ils y foient attachés de façon que la refpiration du Cheval morveux ne puiffe être reçue par le Cheval fain ; celui-ci ne gagnera fûrement point la Morve.

Après avoir expliqué ce que c'eft que la Morve proprement dite , nous parlerons des fix autres fortes d'écoulemens que les Chevaux jettent par les narines, dont quatre font incurables.

La premiere des quatre vient d'un poumon attaqué , auffi l'appelle-t-on Morve pulmonique. La deuxiéme fe nomme Morve de courbature. La troifiéme, Morve de gourme maligne , ou de Fauffe gourme. La quatriéme, Morve de farcin.

La Morve pulmonique vient d'un ou de plufieurs abcès, qui fe forment dans les lobes du poumon, & dont le pus gagnant les *bronches*, fuit la trachée artere, d'où il paffe par les foffes nazales pour couler enfuite par les deux narines en forme de liqueur blanchâtre, & quelquefois grumeleufe. Le Cheval dans ce cas jette fans être glandé ; ainfi ce qu'il jette ne peut être réputé Morve véritable. Si le Cheval eft jeune , on peut le foulager, en le faifant peu travailler ; il faut lui donner des béchiques,

* D ij

& lui faire prendre le verd tous les ans.

L'humeur, que j'appelle de courbature
vient à un Cheval au bout d'une maladi
occaſionnée par un travail forcé, & dont o
croit l'avoir guéri. Il ſe fait un dépôt ſur l
poumons, qui produit une humeur blanch
tre & quelquefois teinte de jaune, que l
Cheval jette par les narines; il mange & bo
paſſablement bien, mais il perd ſon embor
point.

La Morve de fauſſe gourme, ou Gourm
maligne, produit des humeurs que la natu
ne peut pouſſer au-dehors, & qui vont
jetter ſur les poumons, où elles former
des abcès; ces humeurs prennent leur cou
par les narines, quelquefois même par la bou
che en touſſant, & le Cheval périt peu
peu.

La Morve de farcin eſt une humeur
âcre & ſi corroſive, qu'elle attaque que
quefois en même tems les poumons & l
membrane pituitaire; elle fait encore plu
de ravage que les trois ſortes de Morves c
deſſus.

Les trois premieres ſortes de Morves, tel
les que je viens de les expliquer, ne ſe com
muniquent point, ſinon lorſque l'humeur
acquis par la longueur du tems une âcreté
qui paſſant par les narines, ſéjourne dans le

fínus maxillaires, enflamme la membrane pituitaire, & fait gonfler les glandes; pronoftic certain de la Morve proprement dite.

Mais la quatriéme efpéce de Morve, qui eft celle de farcin, étant plus mordicante, ulcère prefque toûjours à la fois les poumons & la membrane pituitaire, & par conféquent fe communique.

Refte à parler des deux autres; l'une qui provient de morfondure. Le Cheval touffe, & jette une humeur liquide & claire, & enfuite blanchâtre, parceque l'air froid a faifi la membrane pituitaire, a épaiffi la lymphe des petits vaiffeaux, ce qui caufe l'inflammation, & fait gonfler la ganache, le larynx, & les glandes lymphatiques.

Le Cheval jette quelquefois par la bouche en touffant, & quand cette toux ceffe, & qu'il continue de jetter l'efpace de quinze ou vingt jours, que la glande fous la ganache s'endurcit au lieu de diminuer, cet écoulement eft fufpect, & dégénere quelquefois en Morve proprement dite; c'eft pourquoi auffi-tôt qu'on s'apperçoit que le Cheval eft morfondu, il faut le faigner, le mettre à l'eau blanche, le tenir chaudement, & ne point trop le forcer de travail: s'il continue au bout de quinze ou vingt jours, il faut le parfumer, ou l'injecter.

D iij

Le sixiéme écoulement est la gourme que tout Cheval doit jetter pour sa santé. Cette gourme est une humeur qui circule dans la masse du sang jusqu'à un certain âge, auquel la nature fait un effort pour chasser cette humeur au dehors. Cette gourme se jette de plusieurs façons ; celle qui fatigue moins le Cheval est lorsqu'elle forme un abcès sous la ganache sans prendre son cours par les narines : cette humeur se jette quelquefois sur différentes parties, où elle produit différens effets suivant la disposition de ces mêmes parties ; par exemple, lorsqu'elles se jettent sur la ganache, toute cette partie est gonflée, les artères sanguins sont comprimés, le sang est arrêté, l'inflammation suit, & l'abcès se forme.

Le reméde à ce mal est de tenir le Cheval chaudement, & sitôt que l'on s'apperçoit que la ganache se gonfle, il faut la frotter avec du suppuratif pour faciliter la maturité de l'abcès, qui perce quelquefois de lui-même ; mais sans attendre cette extrémité, il vaut mieux l'ouvrir pour en faire sortir la matiere maligne avec le pus, le Cheval sera guéri : voilà ce que j'appelle gourme douce.

La gourme, dont l'humeur se jette par les narines, produit aussi différens effets, suivant les endroits où elle se fixe.

A la premiere, le Cheval commence quelquefois à s'attrifter, il porte fa tête plus baffe qu'à l'ordinaire, il perd quelquefois l'appétit, il a de tems en tems une toux molle, la ganache un peu gonflée par l'inflammation. On fent par fois quelques petites glandes engorgées, & quelque tems après fuit un écoulement par les narines, plus ou moins abondant, d'une efpéce de Morve épaiffe. Il arrive fouvent qu'il jette par les narines fans avoir la ganache chargée ; cette premiere gourme fe guérit fouvent naturellement : mais il eft toûjours bon d'aider la nature ; c'eft pourquoi l'on doit tenir le Cheval chaudement, & lui donner quelques cordiaux pour aider à pouffer cette humeur au dehors.

Lorfque ces humeurs fe trouvent dépofées fur les parties lymphatiques de la trachée artère que l'on nomme larynx, elles caufent la même inflammation fur toutes les parties de la membrane pituitaire, ce qui bouche la refpiration du Cheval, de façon que fon vent ne pourroit émouvoir la flamme d'une chandelle allumée, qu'on lui mettroit fous le nez, & comme le Cheval ne refpire jamais que par les narines, il eft obligé alors de râler ; pour aider à fa refpiration, il faut lui mettre un billot dans la bouche qui

la lui tienne ouverte, & lui donne la facilité
de jetter des flegmes occasionnés par l'inflammation des glandes parotides & maxillaires; ensuite l'humeur de la gourme se jet-
tera par les deux narines, laquelle humeur
a quelquefois mauvaise odeur.

Comme j'ai remarqué que cette route ne
suffit pas toûjours pour l'évacuation de la
quantité d'humeurs que produit l'inflammation, il est nécessaire qu'il se fasse sous la
ganache ou à côté un dépôt de ces humeurs;
on perce cet abcès pour aider à l'écoulement qui se fait déja par les deux narines;
quelque malade que soit le Cheval il en guérit: mais quand ce dépôt ne se forme pas, il
y a à craindre que cette humeur ne se jette
sur les viscères, alors il y a du danger.

Pour aider en ce cas, il faut procurer la
transpiration par de bons cordiaux; mais lorsque tous les passages sont bouchés, tant pour
les breuvages que pour la respiration, il faut
faire bouillir de l'avoine dans du vinaigre, la
mettre dans un sac, le poser sur les reins du
Cheval, & le bien couvrir, la transpiration
que ce reméde produira aidera à pousser les
humeurs au dehors.

Tout ce que je viens d'expliquer fait bien
sentir que cette gourme, quoique douce par
elle-même, peut être dangereuse eu égard

aux fonctions de la partie affectée, fur-tout lorfque l'inflammation fe forme à l'entrée de l'œfophage nommé larynx, car dans ce cas il arrive fouvent que le Cheval jette les alimens par le nez, ne pouvant les avaler.

Ces fortes de gourmes font cependant les plus louables. Je dis louables, parce qu'il faut qu'un Cheval jette fa gourme pour fa fanté ; s'il ne la jette point, les humeurs qui caufent cette gourme peuvent fe jetter tôt ou tard & fe fixer fur une ou fur plufieurs parties de fon corps, fur lefquelles elles formeroient quelques tumeurs ou abcès, & même fur quelques vifcères, ce qu'on appelle fauffe gourme, ou gourme maligne, comme je l'ai ci-devant nommée.

Il arrive encore quelquefois, mais rarement, que ces deux fortes de gourmes viennent en même tems au même Cheval ; c'eft-à-dire qu'il jette fa gourme par abcès, & par les narines. Je ne fais pas mention d'une autre feptiéme efpéce de Morve que les Chevaux jettent par les narines, & même auffi quelquefois par la bouche, en touffant, comme du blanc d'œuf.

J'ai fait l'ouverture de ces fortes de Chevaux, où j'ai trouvé que cette efpéce de Morve s'arrêtoit, & s'attachoit à la partie fupérieure de la trachée artère, d'où elle fe détachoit, & se jettoit par les narines, sans s'arrêter nulle part.

L'ouverture que j'ai faite de Chevaux qui jettoient par les narines & par la bouche une espéce de Morve occasionnée par une inflammation dans le gozier, m'a fait connoître pour cause du mal un dépôt à la trachée artère, lequel paroît être la suite d'une esquinancie ; cette maladie dure deux ou trois jours & quelquefois davantage ; le Cheval a de la peine à boire & à manger ; on la connoît par une petite grosseur que l'on sent au tact sous le gozier.

Un Cheval jettoit abondamment depuis dix-huit mois par les nazeaux, une humeur blanche & épaisse ; lorsque ce Cheval restoit dans l'écurie, l'écoulement cessoit ; mais on entendoit un râlement, qui cessoit aussi quand on le faisoit travailler. Quoique ce Cheval ne fût pas glandé, on s'en défit. J'ai trouvé la Membrane pituitaire parfaitement saine, les sinus & toutes les parties de l'intérieur du nez en bon état, les viscères du bas-ventre sains ; mais en ouvrant la poitrine, je trouvai un abcès considérable à l'endroit de la division de la trachée artère pour passer dans les poumons.

On voit par cet exemple qu'un Cheval

peut vivre & travailler longtems avec un abcès dans la poitrine, sans que la matiere qui passe par la trachée artère à travers le nez puisse gâter ses membranes, & que le râlement, les glandes tuméfiées, & la quantité prodigieuse de matiere qui sort, puissent servir à distinguer cette maladie d'avec la Morve proprement nommée.

J'ai dit ci-dessus, qu'il étoit nécessaire à un Cheval de jetter sa gourme pour la conservation de sa santé. L'usage dans cette maladie est de séparer les Chevaux qui ne l'ont pas d'avec ceux qui la jettent, parce qu'elle se communique.

Je ne suis pas du sentiment de ceux qui suivent l'usage de séparer dans les belles saisons les Chevaux qui jettent leur gourme, d'avec ceux qui ne l'ont pas jettée; au contraire, je la fais gagner aux Chevaux en les laissant ensemble, pour éviter le danger de ne l'avoir pas jettée.

TABLE ANATOMIQUE
de la Tête du Cheval.

PREMIERE PLANCHE.

B B. Les bornes du cervelet, très-petit dans le Cheval, de même que le cerveau D.

C C. Commencement de la partie supérieure du finus frontal avec les enfoncemens qui terminent les fignes.

D. & E. On voit un corps en forme de poire canelée, qui eft l'os ethmoïde, par où paffent les nerfs qui vont à la membrane pituitaire.

E. Commencement du finus maxillaire.

M. L'efpace qui fe voit entre ces deux lignes, repréfentent la profondeur des finus.

Nota. On n'a pas marqué les enfractuofités pour éviter la confufion.

F. Cette raie blanche & oblique eft une cloifon offeufe qui fépare le finus en deux cavités.

F G. Deux cloifons, quelquefois il ne s'en rencontre qu'une.

N. Commencement des cornets.
O. Leurs enroulemens.
P. Leurs parties moyennes.
Q. Leurs parties inférieures.
M. Canal osseux qui renferme le nerf maxillaire supérieur.
A A. Cloison qui partage le nez en deux, représentée par une ligne qui la coupe de haut en bas.

RAPPORT

DE MM. LES COMMISSAIRES
de l'Académie Royale des Sciences.

Extrait des Regiſtres de cette Académie du 8. Janvier 1752.

NOUS avons examiné par ordre de l'Académie Royale des Sciences un nouveau Mémoire du Sieur Lafoſſe, ſur la Morve des Chevaux.

Dans le premier qu'il a donné ſur cette matiére, il établiſſoit, par des obſervations vérifiées par des Commiſſaires de l'Académie, que le fiége de la maladie eft la membrane pituitaire, qui, à la fuite d'une inflammation, ulcére & verfe habituellement un pus corrofif qui carie les os auxquels elle eft adhérente. Dans le Mémoire qui fait l'objet de ce rapport l'Auteur étend & perfectionne fa découverte ; il diftingue fept fortes d'écoulemens qui peuvent fe faire par les narines du Cheval, rapporte les fignes & les caufes de chaque efpéce, & fait voir que c'eft à tort qu'on les a confondues fous une même dénomination ; il fait voir que la Morve proprement dite porte un caractere qui la diftingue effentiellement des autres maladies à qui l'on donne le même nom.

Pour prouver qu'une forte inflammation de la membrane pituitaire eft toujours la caufe de la Morve, il a tenté d'enflammer cette membrane par une injection corrofive ; lorfque l'injection n'a été faite que d'un côté les Glandes maxillaires lymphatiques fe font gonflées d'un feul côté, la narine de ce côté a feule verfé du pus.

Lorfqu'au contraire les deux narines ont été injectées, ces accidens ont paru des deux côtés.

L'Auteur a joint à fon Mémoire une coupe d'os, qui comprend une partie de l'os maxillaire, & de l'os frontal ; ces portions d'os

à leur face interne portent des vestiges re-
marquables de caries, & sont en plusieurs
endroits plus épais qu'ils ne doivent l'être
naturellement ; cet épaississement paroît produit par le séjour d'une mucosité surabon-
dante & viciée, qui a amolli & dérangé le
tissu de ces os.

Le premier Mémoire du sieur Lafosse se
bornoit à la description de la maladie, & la
curation n'étoit proposée que comme un
projet ; mais dans celui-ci il assûre avoir déja
guéri plusieurs Chevaux Morveux, par le
moyen d'injections & de fumigations insi-
nuées dans les narines.

Quoiqu'il né soit pas encore parvenu à
trouver des injections qui réussissent dans la
pluralité des cas, il y a lieu d'espérer qu'on
y pourra parvenir, & nous ne pouvons refu-
ser notre approbation aux recherches qu'il
ne cesse de faire, dans la vue d'atteindre à
cette perfection. *Signé* MORAND, & BOU-
VARD.

*Je certifie le présent Extrait conforme à son
Original & au jugement de l'Académie. A Paris, ce 12. Janvier 1752. Signé* GRANDJEAN
DE FOUCHY, *Secrétaire Perpétuel de l'Académie Royale des Sciences.*

REMARQUES.

Monsieur Bracken, Médecin Anglois, a écrit un Traité des Maladies des Chevaux : il a aussi traduit en Anglois mon Traité sur la Morve. Voici ce qu'il dit au sujet de mon Traité de la Morve :

» Qu'il convient que son siége est dans la
» membrane pituitaire, & nullement dans les
» viscères ; que les breuvages y sont inuti-
» les ; que le moyen de faire passer l'injec-
» tion dans les sinus est judicieux «.

TRADUCTION

TRADUCTION

DU XII. CHAPITRE DU LIVRE de M. BARTHLET, célébre Chirurgien Anglois, qu'il a nouvellement fait publier à Londres, sur les Maladies des Chevaux.

DE LA MORVE.

LA cause & le siége de la Morve ont été si mal traités, & si peu entendus par les Auteurs qui ont écrit sur cette Maladie, qu'il n'est pas étonnant qu'elle se trouve rangée dans la classe des Maladies incurables. M. la Fosse s'étant donné la peine de rechercher la vraie source de ce mal, il en fit la découverte par la dissection ; nous avons lieu d'esperer que la méthode qu'il a proposée pour sa guérison, poussée un peu plus loin, par quelques nouvelles expériences, portera la certitude dans les cures de cette maladie dangereuse, qui jusqu'ici a été l'écueil de

E

la Maréchalerie & le reproche de cet Art.

Nous allons décrire les symptômes de la Morve, avec un peu plus de détail que M. la Fosse n'a fait dans son Ouvrage, lequel a été approuvé par l'Académie Royale des Sciences.

La matière qui coule des nazeaux d'un Cheval glandé, est ou blanche, ou jaune, ou verdâtre, quelquefois teinte de sang; elle est noire & puante lorsque la maladie est de longue durée : elle est toûjours accompagnée du gonflement des glandes sous la machoire, au reste, le Cheval généralement parlant, jouit d'une parfaite santé jusqu'à ce que la maladie vieillisse.

On voit par quelques Observations faites par Messieurs Bracken & Gibson, que ces Auteurs n'ignoroient pas absolument le siége de la Morve Mais comme ils n'ont pas poussé leurs recherches jusqu'à la vraie source de cette maladie, ils n'ont pas pû appliquer des remédes aux parties affectées. Notre Auteur, après dix années de recherches dans les cadavres des Chevaux morveux, a découvert par l'aide d'habiles Anatomistes, que la Morve est une maladie locale, qui a son siége dans la membrane pituitaire qui tapisse le nez & toutes ses cavités ; il a trouvé le foie, les poumons, & autres viscères généralement en très-bon état, & que par conséquent la maladie ne peut jamais avoir son siége dans ces parties, comme disent la plûpart des Auteurs : en effet, cela n'est pas vrai-semblable, puisqu'il est certain qu'il y a des Chevaux morveux, qui conservent pendant nombre d'années de l'embonpoint, & tous les autres signes de santé ; ce qui ne s'accorde pas avec un sang & des viscères gâtés.

M. la Fosse a examiné les têtes des Chevaux morveux ; il a trouvé les cavités du nez plus ou moins remplies de la matiere morveuse, la membrane qui les tapisse enflammée, épaisse, & quelquefois les os cariés, avec d'autres accidens décrits au long dans son premier Livre.

Le siége de la maladie est constaté par l'Auteur, qui a très-ingénieusement imaginé un moyen de guérison par le trépan, pour injecter une liqueur, afin de dégager & guérir les ulcères, &c.

Il faut espérer qu'on poursuivra ce projet de guérison aussi loin qu'il pourra être poussé, parce que ces moyens promettent beaucoup, & l'on sçait le bien qui en résultera.

Les hommes sont sujets à une maladie, qui a beaucoup de ressemblance à la Morve des Chevaux, elle se nomme *Ozœna* ; c'est lorsque la membrane qui tapisse les sinus lorſque la matiere commence à diminuer. Si ces remédes ne réuſſiſſent pas, on pourroit donner des remédes mercuriaux avec les purgatifs, ſi le Cheval en vaut la peine.

Mon Traité ſur la Morve a été traduit depuis en Anglois par M. Bracken, Médecin Anglois, & Auteur de différens Traités ſur les Maladies des Chevaux, & a été approuvé auſſi de M. Barthlet, Chirurgien Anglois. Ma découverte ſur cette maladie & ma méthode de la traiter ont été approuvées en Angleterre. Je dois déclarer que j'ai induit en erreur M. Bourgelat, Auteur des Elémens d'Hyppiatrique, quand j'ai parlé des glandes ſublinguales, ſur leſquelles il s'eſt étendu avec une confiance qui me fait honneur, & dont je le remercie : mais malheureuſement c'étoit une mépriſe que j'avois faite ; car j'ai reconnu depuis, ainſi que je m'en ſuis rétracté, que les Chevaux n'en ont que ſous la ſymphiſe du menton, & j'avoue franchement que c'étoit mal à propos que je les avois nommées ſublinguales ; ce ſont des glandes lymphatiques que l'inflammation de la membrane pituitaire fait gonfler, & dont les canaux, après avoir fourni beaucoup de ramifications, rempent ſous la glande maxillaire, viennent ſe placer ſous la parotide, d'où il part deux gros conduits, qui ſuivent lorfque la matiere commence à diminuer. Si ces remédes ne réuffiffent pas, on pourroit donner des remédes mercuriaux avec les pur-gatifs, fi le Cheval en vaut la peine.

Mon Traité fur la Morve a été traduit de-puis en Anglois par M. Bracken, Médecin Anglois, & Auteur de différens Traités fur les Maladies des Chevaux, & a été approuvé auffi de M. Barthlet, Chirurgien Anglois. Ma découverte fur cette maladie & ma mé-thode de la traiter ont été approuvées en An-gleterre. Je dois déclarer que j'ai induit en erreur M. Bourgelat, Auteur des Elémens d'Hyppiatrique, quand j'ai parlé des glan-des fubl nguales, fur lefquelles il s'eft éten-

SUPPRIMER

les canaux, après avoir de ramifications, rempent fous la glande ma-xillaire, viennent fe placer fous la parotide, d'où il part deux gros conduits, qui fuivent

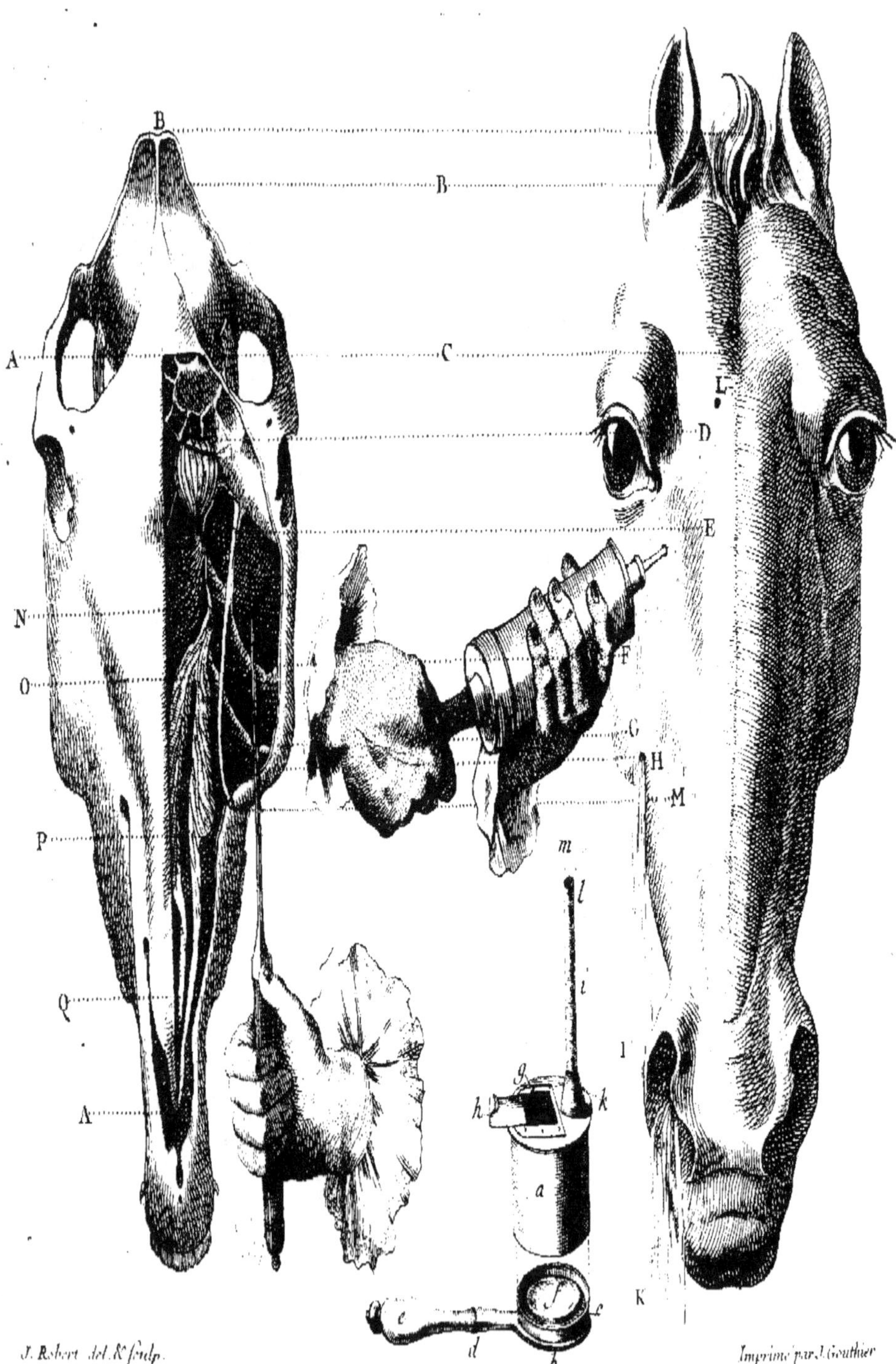

J. Robert del. & sculp.
Imprimé par J. Gouthier

de chaque côté la trachée artère dans sa longueur, & se rendent à la veine-cave.

M. Bourgelat, bon Anatomiste, auroit
dû connoître cette erreur, & conclure de
tout cela qu'il ne faut pas plus se presser de
critiquer que d'approuver.

MÉMOIRE

PRESENTE

A L'ACADEMIE DES SCIENCES,

Le 18. Novembre 1750.

*Au sujet d'un Remede très - prompt,
très-sûr & immanquable, pour arrêter sans ligature le sang des grosses
Artéres coupées.*

POUR arrêter le sang des Hémorragies
accidentelles des petits vaisseaux, ayant
eu l'idée d'éprouver l'effet que la Poudre
d'un Champignon sauvage, vulgairement
nommé Vesse-de-Loup, & en terme de

E iiij

Botanique *Lycoperdon*, pouvoit opérer fur de groſſes artéres coupées, comme il arrive fouvent en cas de faignées malheureuſes, & après les amputations, je me propoſai d'en faire l'expérience fur des Chevaux.

Les Sujets propres pour cet effet étant choiſis, je découvris l'artère temporale d'un Cheval, & la piquai tranſverſaſement à moitié ; le fang darda avec impétucſité : j'y appliquai de cette Poudre de Veſſe-de-Loup, ou de Lycoperdon, que je contins ſimplement avec la paume de ma main pendant l'eſpace de 12. ou 15. minutes, & le fang s'arrêta.

Je piquai de la même façon l'artère de la jambe de ce Cheval ; je le panſai de la même Poudre, & le fang s'arrêta pareillement.

Je fis enſuite l'amputation de la jambe de devant d'un autre Cheval, à ſa partie ſupérieure, près la poitrine ; j'y appliquai fur le moignon de ladite Poudre de Lycoperdon, & fans autre appareil qu'une veſſie, pour contenir cette Poudre, le fang s'arrêta, malgré tous les efforts que ce Cheval fit pour ſe relever, parce qu'on l'avoit couché par terre, pour faire cette opération.

Je coupai enſuite la queue de ce même Cheval, à l'endroit de ſa premiere jointure, le fang de quatre artères s'arrêta comme ci-deffus, par le même traitement.

Le quatriéme jour enfuite, je fit tuer ce Cheval, dont je difféquai les artères coupées ; je trouvai qu'il s'étoit formé une cloifon membraneufe demi-tranfparante, qui bouchoit exactement leurs orifices, & dont le centre étoit garni d'un petit caillot de fang en forme de mammelon.

Il faut remarquer qu'en éxaminant le moignon de ce Cheval, lorfqu'il étoit encore vivant, je voyois avec plaifir le fang heurter contre cette cloifon, laquelle étant de niveau avec les chairs, me donnoit la facilité de voir clairement & diftinctement l'extrémité de l'artère par la pulfation.

Ayant féparé les chairs d'avec l'artère, je la fendis fuivant fa longueur, & je trouvai que le petit caillot de fang clair, étoit de confiftance ferme, d'un rouge vif, en forme de cône ou pain de fucre, dont la bafe étoit adhérente à la petite cloifon qui fermoit l'artére en dehors, & dont la pointe flotoit dans fa cavité ; je trouvai de plus les tuniques épaiffies à leurs extrémités.

Enfin, pour m'affûrer fi la fuppuration ne rouvriroit point les orifices des artères bouchées par l'effet de ce Remede, je laiffai fubfifter le premier Cheval, qui étoit le plus vigoureux , jufqu'à ce qu'il fe fût établi une fuppuration parfaite , qui m'affûrât qu'elle ne nuifoit en rien à la cicatrice des artères.

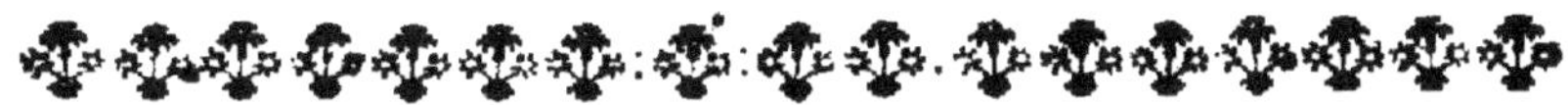

EXTRAIT DES REGISTRES
de l'Académie Royale des Sciences.

Du 23. Décembre 1750.

LE Sieur la Foffe , Maréchal des Ecuries du Roi, dans le dernier Mémoire qu'il a préfenté à l'Académie, affûre 1°. qu'en appliquant fur des artères confidérables que l'on a coupées à des Chevaux , de la poudre de Lycoperdon , le fang s'arrête dans l'efpace de quelques minutes , & que par ce feul moyen les artères fe cicatrifent , fans qu'il furvienne d'hémorragies.

2°. Que 24. heures après l'application de ce remede on obferve une membrane , ou plutôt une pellicule , qui couvre le bout de l'artére coupée , avec un petit caillot qui en bouche l'ouverture.

3°. Que l'on voit alors , en cet endroit , les battemens de l'artére , d'une maniere diftincte.

4°. Que le caillot eft figuré comme un cône, dont la baſe bouche l'orifice du vaiſſeau coupé & dont la pointe eſt tournée du côté oppoſé.

Voilà les faits que l'Académie nous a char-gés de vérifier. Pour cet effet nous fimes cou-per par M. la Foſſe la queue d'une petite Ju-ment, auſſi près de ſa racine qu'il a été poſſi-ble ; le ſang ayant jailli avec impétuoſité, par quatre artéres, il appliqua ſur le moi-gnon de la poudre de Lycoperdon, & par-deſſus cette poudre une calotte de veſſie de porc, pour la contenir ; un quart d'heure après il ôta l'appareil, & des quatre artéres trois ne donnerent plus de ſang ; la quatrié-me artére ſeulement fit un jet aſſez vif qui dans l'eſpace de ſix minutes s'arrêta, par l'ap-plication d'une pincée de poudre de Lico-perdon, qu'il ſe contenta de ſoûtenir avec le doigt.

Il coupa enſuite la jambe de devant à un autre Cheval, dix pouces environ au-deſſus du genou ; les artéres n'ayant point fait de jet, pour en faire faire il mania le genou pendant un demi - quart d'heure ; mais inutilement ; il employa enſuite la Poudre, qu'il retint par un plumaceau d'étoupes, & un bandage convenable, & trois jours après, il n'étoit pas venu d'hémor-ragies, quoique l'animal eût beaucoup remué, & se fût tourmenté souvent depuis l'opération. Nous fimes tuer cet animal, puis ayant ouvert la principale artére du moignon, suivant sa longueur, nous trouvâmes quatre doigts au-dessus de l'extrémité coupée, un corps de figure conique, dont la base étoit fortement adhérante par toute sa circonférence à la tunique interne de l'artére tournée du côté opposé, à l'extrémité tronquée; ce corps conique dégorgé dans l'eau claire, nous parut très-distinctement être un sac quasi membraneux, & en forme d'entonnoir borgne, rempli d'un caillot de sang noirâtre: la surface interne & convexe du sac laissoit voir à la houpe une grande quantité de bourgeons semblables à ceux qui naissent d'une plaie qui commence à s'incarner; au reste tout l'intervalle de l'artére compris entre l'endroit où le sac étoit adhérent à l'extrémité tronquée de l'artére étoit rempli de caillots lymphatiques & sanguins, sans ordre, ni figures régulieres, ayant cependant quelques légeres adhérences avec l'artére. Ici les choses ne sont pas telles que le sieur la Fosse les avoit annoncées; mais il y a tout lieu de croire, que les mouvemens que s'étoit donné le Cheval depuis l'amputation, avoient dérangé l'opération de la nature, dans la formation du caillot, & cette observation doit être regardée comme une exception de celles dont nous allons rendre compte.

Il y avoit déja huit jours que l'on avoit coupé la queue à la petite Jument, sans qu'il y eût d'hémorragies, lorsque nous lui fîmes couper la cuisse par le Sr la Fosse, dix pouces environ au dessus du jarret; le sang darda avec impétuosité de plusieurs artéres, & pour voir si le bol d'Arménie n'arrêteroit pas aussi-bien le sang que l'avoit fait le Lycoperdon, on chargea un plumaceau de cette terre en poudre; après l'avoir appliqué sur le moignon, on l'y tint assujetti, par un bandage; deux heures & demie après quoi l'animal n'ayant pas remué, le sang couloit encore; on leva l'appareil, les artéres dardérent avec force, on appliqua sur le moignon de la Poudre de Lycoperdon, que l'on contint légerement avec la main pendant six minutes; la main étant ôtée, l'artére crurale seule fit un jet à travers la couche de Poudre adhérente au moignon; mais ce jet étoit des deux tiers plus menu qu'il n'étoit avec l'application de la Poudre. Pendant six minutes qu'on le laissa durer, il ne grossit point; le Sr la Fosse appliqua sur l'endroit d'où partoit ce jet, une pincée de poudre que l'on contint avec le doigt pendant quatre minutes, & le

jet s'arrêta. A fa place on voyoit feulement
d'une maniere très-diftinéte , une petite élé-
vation,qui fortant & rentrant fucceffivement,
fuivoit exactement les pulfations de l'artére.
Ce fpeclacle ayant duré près d'un quart-d'heure fans que le fang dardât d'aucun endroit,
on couvrit le moignon d'un plumaceau d'é-
toupes ; trois jours après nous obfervâmes à
l'extrémité de l'artére , un caillot qui en bouchoit l'ouverture, & par-deffus le caillot une
pellicule blanchâtre & tranfparente ; ce vaif-
feau ouvert fuivant fa longueur noûs fit voir
le caillot dans fon entier , il étoit formé en
cone, dont la bafe regardoit l'extrémité tronquée de l'artére qu'elle bouchoit éxaftement,
la pointe tournée du côté oppofé, s'allon-
geoit en forme de ftilet flotant dans le tuyau
artériel , la bafe débordoit d'une ligne ou
environ l'extrémité tronquée de l'artére ,
elle étoit mouffe & arrondie en forme de
mammelon , & couverte de bourgeons
comme le petit fac dont il eft parlé plus
haut , la pointe avoit une fuperficie liffe, &
une confiftance à peu près égale à celle
de la tunique interne de l'artére , la partie
moyenne que l'on pourroit appeller le corps
du caillot , étoit plus rouge que les extrémités, qui n'avoient qu'une teinture prefqu'im-

perceptible , mais elle étoit ferme , & tenoit ſi fortement à l'artére que nous ne pûmes l'en détacher ſans déchirement , & ſans qu'il y reſtât une bonne partie de la ſubſtance , qui faiſoit corps avec le vaiſſeau. Nous avons fait couper l'épaule à un autre Cheval , & tout s'eſt trouvé conforme à l'expérience précédente , à quelque circonſtances près , mais qui paroiſſoit dépendre uniquement de ce que cet animal eſt mort vingt-ſix heures après l'amputation ; le caillot étoit plus rouge par ſes extrémités , moins long , moins ſolide , & moins fortement adhérent à l'artére ; il eſt viſible que pour égaler celui dont nous venons de parler , il ne lui manquoit que deux jours de plus.

De ce qui vient d'être expoſé , on peut conclure que le Sieur la Foſſe n'a rien avancé que de vrai ; nous conviendrons que l'uſage du Lycoperdon pour arrêter le ſang , n'étoit pas inconnu ; il eſt douteux que juſqu'ici l'on eût arrêté avec ce remede , dans l'eſpace de dix minutes , le ſang que des artéres conſidérables peuvent verſer. L'expoſition que donne l'Auteur ſur la formation du caillot, eſt différente de celle qu'a donné M. Petit ; elle offre aux Phyſiciens l'occaſion de faire ſur ce point des découvertes utiles , ou tout au moins fort curieuſes. *Signé* BERNARD DE JUSSIEU, & BOUVART.

Je certifie le préſent Extrait conforme à ſon Original, & au jugement de l'Académie. A Paris, ce 24. Décembre 1750. Signé GRAND-JEAN DE FOUCHY, *Secrétaire perpétuel de l'Académie Royale des Sciences.*

NOUVELLE

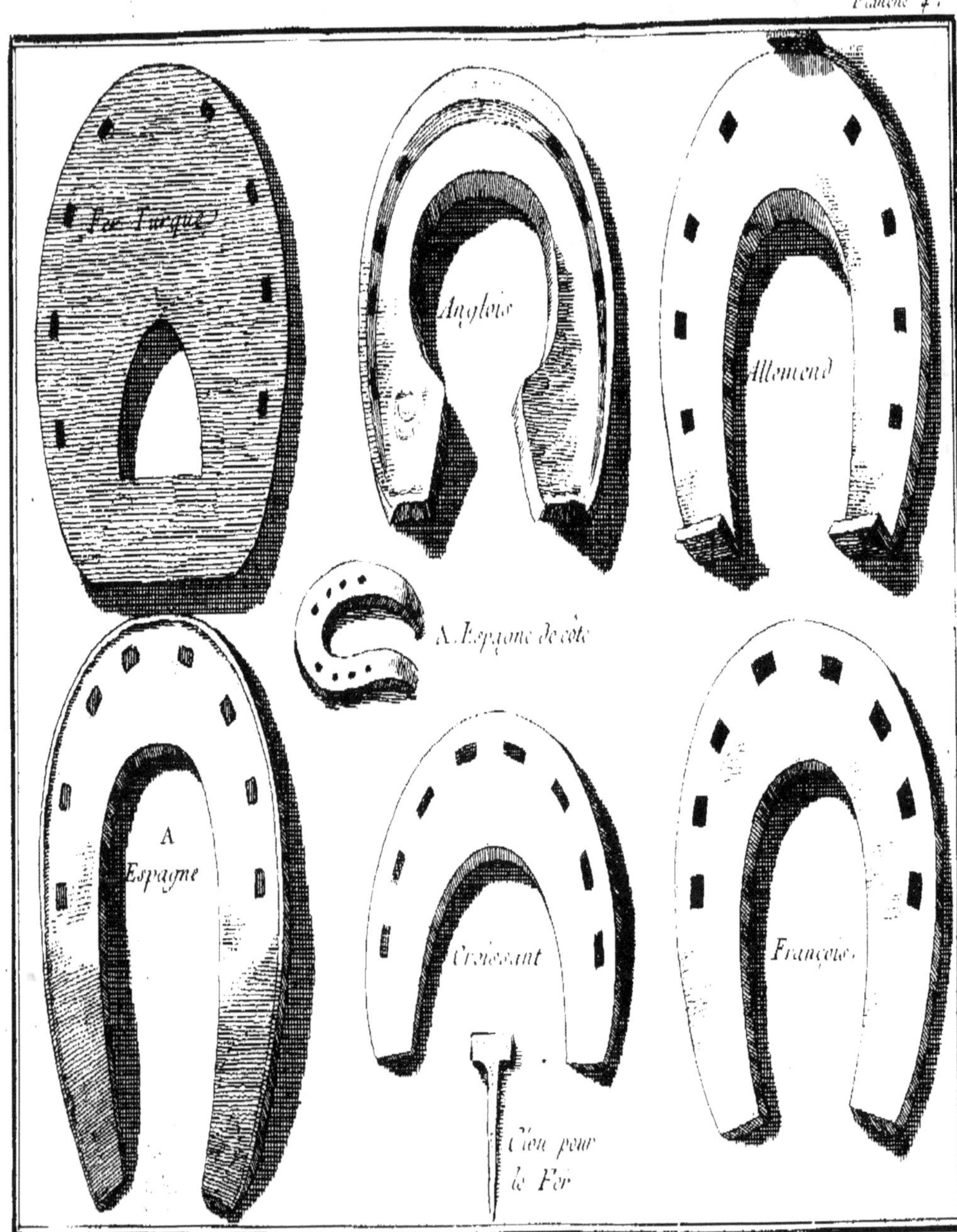
Fer Turque
Anglois
Allemand
A. Espagne de côté
A
Espagne
Croissant
François
Clou pour
le Fer

NOUVELLE
PRATIQUE
DE FERRER LES CHEVAUX
DE SELLE ET DE CARROSSE,

Afin de les rendre fermes en tout tems ſur le pavé, quoiqu'il ſoit ce qu'on appelle vulgairement Plombé.

CHAQUE Pays, chaque pratique différente de ferrer les Chevaux ; comme mon deſſein n'eſt pas d'en examiner en détail le vice ou la perfection, je rapporterai briévement ce qui ſe fait à ce ſujet dans divers Pays, afin que le Lecteur puiſſe juger de combien la ferrure d'aujourd'hui s'approche ou s'éloigne de la bonne & ſaine pratique.

En Pruſſe on les ferre du devant, & point du derriere.

F

En Allemagne du devant & du derriere, & on cramponne communément chaque fer à trois crampons.

En France on ne les cramponne que du derriere.

En Angleterre on ne les cramponne ni du devant ni du derriere, & les fers sont minces, larges & forts d'éponge, pour empêcher que la fourchette ne porte à terre.

En Espagne, les éponges sont minces & rabbatues en partie sur les talons.

En Turquie, les talons & la sole sont couverts par une plaque qui leur sert de fer, dans laquelle on ménage une petite ouverture pour laisser passer une partie de la fourchette. Toutes ces sortes de fers sont représentés dans la quatriéme Planche.

Quant à la maniere de parer le pied, elle differe seulement du plus au moins.

On remarquera au sujet des crampons que nos Anciens en mettoient aux pieds de devant : il n'y a pourtant point de Traité qui en parle ; mais on voit attaché sur la porte de l'Eglise de Saint Severin nombre de fers à deux crampons, qui sont sûrement avant le dernier siécle. Il y en a qui ont été portés, & d'autres qui n'ont point servi ; on sent bien que cette ferrure étoit celle d'usage en ce tems-là.

Depuis nombre d'années on a banni les crampons pour y substituer de fortes éponges ; mais les Maréchaux un peu habiles en ayant reconnu l'abus, les tiennent aujourd'hui égales aux fers.

Tout le monde a cru bien faire, & le croit encore. On ne changeroit pas sa méthode pour une autre. Les Etrangers, Amateurs de la Cavalerie, qui viennent ici, en font une preuve. Presque tous amenent à leur suite un Maréchal de leur pays, dans la persuasion où ils sont que leur pratique à cet égard est préférable à la nôtre ; mais nous leur rendons bien la mauvaise opinion qu'ils ont de nos Maréchaux, en usant de la même précaution quand nous voyageons chez eux.

Il ne faut pas croire que ce soit à la différence du terrein, comme je l'ai quelquefois oüi dire, qu'est dûe celle du ferrage, puisque nous voyons ici des Chevaux ferrés à l'Angloise, à l'Allemande, à l'Espagnole, &c. marcher sur notre terrein ni mieux ni plus mal que ceux qui le font à la Françoise ; mais seulement que cette pratique n'est guère meilleure dans un Pays que dans un autre, & que par-tout elle est moins une affaire de raisonnement que de fantaisie & d'habitude.

F ij

L'ufage de donner des fers aux Chevaux me paroît bon, utile & même néceffaire fur le pavé; mais c'eft de leur forme & de la manicre de les appliquer que dépend non-feulement la confervation du pied, mais encore la fûreté des jambes & l'agrément des mouvemens.

En effet, nous nous trouvons plus agiles, plus adroits quand nous fommes chauffés à notre aife. Un fer large, long, épais, doit faire fur les Chevaux ce que les fabots font fur nous, c'eft-à-dire, les rendre lourds, mal-adroits & chancelans.

Examinons le marcher, la ftructure extérieure & intérieure du pied d'un Cheval.

Celui qui tire appuie premierement fur la pince, enfuite fur les deux murailles, en foulageant la pince, puis le talon s'abbaiffe & vient chercher l'éponge du fer, d'où il fe releve promptemeut.

Le Cheval de felle, ou qui porte, pofe plus légerement la pince; c'eft la feule différence : de façon que dans l'un ou l'autre cas le point d'appui ne fe fixe ni fur le talon, ni fur la pince, mais entre les deux ; ce qui eft aifé à démontrer anatomiquement, figure premiere, Planche III.

L'os du canon 3. vient fe repofer fur l'os du paturon 4. celui-ci fur l'os coronaire 5.

celui-ci 5. vient se reposer sur l'os du pied 6. & sur celui de la noix 3. figure 2.

Par cette disposition on doit remarquer deux choses essentielles qui éclairent sur les défauts de la pratique actuelle, & sur les moyens d'y remédier à l'avenir : l'une que l'effort de la pesanteur ne se fixe ni sur la pince, ni sur le talon, mais entre les deux ; l'autre que plus la sole sera éloignée de la terre, ou d'un point d'appui quelconque, plus la poussée de l'os coronaire sur l'os de la noix, fatiguera le nerf ou le tendon sur lequel il appuie, par l'extension outrée qu'il éprouvera à chaque pas que fera le Cheval *.

Il se trouve donc dans notre ferrure présente qu'un fer long n'est pas seulement une chose inutile, mais nuisible. Il sera premierement moins solide ; en second lieu, les talons venant à s'abbaisser sur l'éponge, plus le levier aura de longueur, plus il tirera sur les rivets des clous qui sont à la pince. On voit souvent des Chevaux à qui on fait porter de longs fers, se déferrer en marchant sur un beau terrein.

Ils se déferrent encore dans les terres fortes & glaiseuses, parce que les fers s'y colent par leur longueur.

* Voyez les Planches anatomiques où est la structure du pied du Cheval.

Lorſque l'éponge ſe loge entre deux pa-vés , le Cheval ſe déferre.

La même choſe lui arrive auſſi très-ſou-vent ſous les portes cocheres cimentées à barres de fer.

Un ancien Colonel de Cavalerie m'a dit, qu'il arrivoit très fréquemment que les Chevaux ſe déferraſſent en paſſant ſur les ponts-levis des Villes de guerre, parce qu'ils ſont revêtus de pareilles barres tranſverſales. Il me paroît perſuadé de l'utilité de la nouvelle ferrure que je propoſe.

Les Chevaux ſe déferrent auſſi en mettant le pied de derriere ſur le bout de l'éponge du fer de devant en trotant, quand ils ont le défaut que l'on appelle *forger*, & auſſi en mettant un pied ſur l'autre, étant en place, à cauſe de la longueur du fer.

Plus un fer ſera long & couvrira la ſole, plus il fera gliſſer l'animal & l'expoſera aux chûtes, entorſes & mémarchures, ſur-tout s'il marche ſur le pavé, parce que ce plan étant formé de parties rondes, & le fer ne préſentant qu'une large ſurface dure & unie, il ne peut guère avoir d'appui que ſur deux ou trois points.

Les Anglois qui pratiquent cette eſpéce de ferrure, ont attention de ne pas mener ſans néceſlité leurs Chevaux ſur le pavé. La longueur des fers cause encore à quelques Chevaux des accidens dont ils se ressentent souvent toute leur vie ; c'est à ceux qui ont l'habitude de ce qu'on appelle se coucher *en vache*. Dans cette posture les jambes de devant se trouvent pliées de façon que les éponges leur écorchent les coudes & y causent des espéces d'abcès.

On pense que les fortes éponges soulagent les talons foibles, en ce que le corps du fer même se plie pour aller chercher le talon : dans cette idée on releve l'éponge & on laisse un vuide entre elle & le talon.

Cependant tout le contraire arrive :

1°. C'est le sabot qui par sa fléxibilité va trouver l'éponge du fer qui ne plie jamais.

2°. Plus l'éponge est épaisse, & plutôt le talon la rencontre.

3°. Le talon au lieu d'être soulagé se trouve comprimé, parce qu'il a toûjours le même point d'appui.

Qu'on se souvienne de ce que j'ai dit plus haut au sujet de la sole de corne ; que c'étoit de la sole charnue qu'elle recevoit sa nourriture ; que son liant & son moëlleux venoient de son épaisseur, & qu'elle s'endurcissoit & se nourrissoit moins à proportion qu'on l'amincissoit. On voit même des

Chevaux boiter par l'habitude où l'on eſt de leur parer la ſole.

L'air dans cet état d'amincissement la pénétre & la desséche au point que ſi on n'a pas ſoin de l'humecter, quand l'animal eſt dans un lieu ſec, elle ſe reſſerre & preſſe la ſole charnue, de façon qu'elle fait boiter l'animal.

Mais pourſuivons. Quel riſque ne court pas un Cheval qu'on aura preſque deſſolé pour lui avoir trop paré le pied? S'il rencontre des chicots, des tais de bouteilles ou des clous, ils lui pénétrent facilement juſqu'à la ſole charnue, l'eſtropient pour long-tems, & quelquefois pour toûjours.

Qu'un Cheval vienne à ſe déferrer, comme cela arrive ſouvent, ayant le pied paré de nouveau, il ne fera pas cent pas ſans être boiteux, parce que dans cet état la ſole étant creuſée, le Cheval ne porte que ſur les murailles, qui n'ayant point de ſoûtien de la ſole de corne, s'uſent & s'écraſent bien-tôt par le poids du corps de l'animal; & il s'eſtropiera d'autant plus vîte qu'il rencontrera dans ſon chemin des matieres plus dures.

Il n'en eſt pas de même du Cheval à qui on aura laiſſé la ſole dans toute ſa force.

Le fer ſauté, la ſole & la fourchette porteront à terre, foulageront les murailles de la plus grande partie du poids du corps, & l'animal ainfi pied nud, pourfuivra fon chemin & arrivera fain & fauf.

Il eft de fait que tous les Chevaux, excepté ceux qui ont les pieds combles, & à qui les fers font néceffaires pour conferver la fole, pourroient à la rigueur fe paffer d'être ferrés ; & fans aller chercher cet exemple chez les Arabes, les Tartares, &c. on le trouve chez nous dans les Chevaux qui travaillent journellement aux Campagnes fans avoir befoin de fers : mais dès que nous mettons nos foins & notre adreffe à leur creufer le pied, pour ainfi dire, jufqu'au vif, & à faire une belle fourchette, égale & fymétrifée, enfin ce que nous appellons en France bien & proprement travaillé, les fers leur deviennent indifpenfablement néceffaires.

J'invite donc tous les Amateurs de la Cavalerie à garantir leurs Chevaux, autant qu'ils le pourront, de la perfection de cet ouvrage. On pourroit demander, que deviendra la fole de corne fi on ne la pare jamais ? On craindra peut-être que par fon accroiffement le pied du Cheval ne devienne comble ; point du tout : car à mefure qu'elle pouffe elle fe defféche, s'écaille & tombe en lames.

Les compreſſions ſi dangereuſes qui cauſent l'inflammation, comme il eſt dit dans la Diſſertation, ne ſeroient plus à craindre, ſi on laiſſoit la ſole de corne dans ſon entier : par ſon liant, ſon épaiſſeur, ſa fléxibilité, ſa contexture, & le lieu qu'elle occupe, elle ſemble être uniquement deſtinée par la nature à ſervir de couſſinet à la ſole charnuo & au tendon qui viennent ſe repoſer deſſus, afin d'amortir le heurt d'un pavé, d'une pierre, ou d'un chicot, &c.

Il faut ſe convaincre encore d'un fait ; c'eſt qu'il eſt rare qu'un Cheval marche à ſon aiſe & ne ſe fatigue pas promptement, ſi la fourchette ne porte pas à terre. Comme elle eſt le ſeul point d'appui du tendon, ſi vous l'éloignez de la terre en la parant, il arrivera une extenſion outrée de la part du tendon, occaſionnée par la pouſſée de l'os coronaire ſur celui de la noix, (comme il eſt dit plus haut) qui ſe répétant à chaque pas que fait l'animal, le fatigue & y cauſe l'inflammation ; de-là naiſſent ſouvent les molettes, les engorgemens ou gonflemens de nerfs, &c. qui arrivent après des voyages de long cours ou des courſes rapides. Ces accidens viennent moins de la longueur de la marche, comme on le croit ordinairement, que de la fauſſe pratique de parer la ſole.

La ferrure ordinaire eſt ſujette à un autre inconvénient dans les routes ; le ſable & le gravier viennent ſe maſtiquer entre la ſole & le fer, d'autres entre le talon & l'éponge : alors ces ordures n'en pouvant plus ſortir s'y incruſtent, cauſent des compreſſions, des inflammations & du pus qui gâte le cartilage, & y forme enfin des javars encornés dans le dernier cas ; & dans le premier, des blêmes, des foulures & des compreſſions de ſole.

Ces derniers accidens ſont encore ſouvent l'effet des pierres qui ſe prennent au-dedans du fer entre les éponges. Quoiqu'on ne ſoit pas long-tems à s'en appercevoir, parce que le cheval devient boiteux en un inſtant, on court le riſque en voulant tirer la pierre, ou d'eſtropier l'animal ou de le déferrer.

Qu'on ſe mette bien dans la tête que plus on parera le pied d'un Cheval, plus on l'expoſera aux accidens : c'eſt le priver en premier lieu d'une défenſe que la nature lui a donnée contre les matieres dures & pointues qu'il court riſque de rencontrer, & en ſecond lieu de l'avantage le plus important & pour le Cheval & pour le Cavalier ; c'eſt qu'en ne lui parant point la ſole, & ne lui donnant de fer que ce qu'il en a beſoin pour conſerver la corne, il ne fera plus fujet à gliffer ni fur le mauvais pavé d'Hyver, ni fur celui d'Eté, appellé vulgairement *plombé*, ainfi qu'il va être démontré.

1°. Le faifant marcher fur la fourchette & en partie fur le talon, celle-là fe trouvant rapée par le frottement qu'elle éprouve fur la terre & fur le pavé, s'imprime par le poids du corps dans les petites cavités & inftertiffes qu'elle y rencontre.

2°. Par fa fléxibilité elle en prend pour ainfi dire l'empreinte & le contour ; de forte que le pied portant en bien plus de parties, qui fe foulageant mutuellement en multi-pliant le point d'appui, donnent à l'animal plus d'adhérence au plan fur lequel il mar-che. On peut même avancer qu'il acquiert une efpéce de fentiment à cette partie par fa correfpondance à la fole charnue, & de celle-ci au nerf, que je ne comparerai point à celui que nous éprouvons quand nous mar-chons pieds nuds ; mais ce fentiment lui fuffit pour l'avertir à propos du contrepoids qu'il doit donner à fon corps, afin de le te-nir en équilibre pour le préferver des chû-tes, entorfes & mémarchures.

Le but du ferrage n'a pû être envifagé par celui qui le premier l'a mis en ufage, que comme un préfervatif & une défenfe, tant pour la muraille que pour la ſole : or il n'a pû y mettre la condition de parer ni l'une ni l'autre, je ne dis pas à notre excès, mais en aucune façon, puiſque ç'eût été agir contre ſon principe, & détruire ſon ouvrage.

Cette précaution n'a pû être recommandée que dans le cas où la corne ſeroit raboteuſe, & que le fer ne porteroit pas par-tout également, ce qui lui ôteroit de ſa ſolidité : dans ce cas c'eſt raiſon, mais autrement ç'eût été contradiction & abſurdité.

J'ai ſouvent parlé à ces Amateurs de Cavalerie qui ont un ſoin particulier de faire parer le pied de leurs Chevaux ; aucun d'eux n'a pû m'en démontrer ni la néceſſité ni la propriété. Enfin convaincus par mes raiſons, je n'en ai point tiré d'autres d'eux, ſinon que c'étoit un uſage établi par-tout, & qu'il falloit convenir que cela étoit infiniment plus propre.

Je ne dirai plus qu'un mot ſur cette pernicieuſe méthode, c'eſt que la plûpart des Maréchaux, dans la vûe de mieux parer, pouſſent le boutoir juſqu'au ſang, & pour arrêter l'hémorragie ils y mettent le feu.

Cette opération finie, le Cheval revient boiteux à l'écurie ; le Maître en demande la raiſon, mais inutilement, parce que le Maréchal & le Palefrenier ſont auſſi ignorans, ou plutôt auſſi diſcrets l'un que l'autre ſur cet article.

Je mets en fait que ſi un Cheval ſe dé-ferroit dix fois dans une journée, dix fois on pareroit le pied, tant cette habitude eſt invétérée, & paroît néceſſaire à la plûpart des Maréchaux.

Je ne parle point contre les habiles Maré-chaux ; je les conſidere & leur rend juſtice, & je n'accuſe que la ſeule ignorance d'avoir fait d'une pratique ſimple, facile & utile dans ſon principe, un travail pernicieux dans ſon uſage, & purement d'adreſſe & de pro-preté dans ſon exécution.

Par toutes les raiſons ci-deſſus, notre fer-rure actuelle & la maniere de l'appliquer, bien loin d'être utile aux Chevaux, leur nuit, les fatigue, les rend chancelans, mal-adroits, les expoſe aux entorſes, mémarchures, clous de rues, compreſſions de ſole, blêmes, ja-vars encornés, molettes, engorgemens & gonflemens du tendon ; mais par une nou-velle ferrure qui les rendra plus allans & plus agréables dans leurs mouvemens, nous les éloignerons encore de la foule des accidens que nous venons d'expoſer. C'eſt de ſa ſim-plicité & de la facilité de ſon exécution qu'elle tire tous ſes avantages.

Je m'étonne qu'on ne s'en ſoit pas aviſé

plutôt, & j'ai encore de la peine à me persuader que j'en sois l'Inventeur. Je croirois
bien plus volontiers qu'elle n'est que la copie de celle qui a été pratiquée par le premier Artiste, qui a imaginé de donner des
fers aux Chevaux. Si mes soupçons sont justes, l'oubli qui en a été fait ne prouve rien
contre sa perfection, parce que le bon comme le mauvais n'ont pas plus de droit l'un
que l'autre de fixer notre inconstance. On se
lasse de tout, & celui-ci pour l'emporter sur
celui-là, a imaginé des fers de différentes
formes, longueurs & épaisseurs, auxquels il
n'a pas manqué d'attribuer diverses proprié-
tés. La multitude plus crédule qu'instruite
s'est laissée persuader ; de-là les fers longs,
épais, ceux à crampons, puis les fortes
éponges, ensuite les minces. Il y a appa-
rence que si les pauvres animaux pour qui
on travailloit avoient pû dire leurs avis, rien
de tout cela n'auroit lieu ; ils s'en seroient
tenus à leur ancienne ferrure, qui n'ayant été
imaginée que pour leur conserver la muraille, n'avoit certainement aucun des inconvéniens de celle d'aujourd'hui.

Pour en voir un exemple frappant, il ne
s'agit que de jetter les yeux sur un Cheval
de trait, lorsqu'il tire une voiture chargée,
dans le tems que le pavé est plombé ; que

l'on s'arrête un moment pour voir les peines & les tourmens que souffre l'animal, ses pieds n'ayant pas de prise, c'est en vain qu'il tente de pincer le pavé ; chaque pas n'est qu'une glissade, pour laquelle il reçoit souvent plus d'un coup de fouet qu'il n'a pas mérité ; les reins, la poitrine, les épaules, les jambes, tout souffre, tout est à la torture ; joignez à cela la crainte perpétuelle d'être fouetté à chaque faux pas qu'il fait sur un pavé où il est impossible de tirer. Le Cheval souffre plus en pareilles circonstances dans une lieue de chemin que s'il faisoit dix lieues ; les courbatures, les poumons enflammés, les fiévres, & tous les accidens d'un Cheval forcé, en sont les suites, que l'on attribue à bien d'autres causes. Mais ce qu'il y a de plus fâcheux, c'est que les Rosses ne souffrent jamais tant qu'un bon Cheval, qui fait tous ses efforts, mais qui pourtant n'en est pas plus épargné pour sa bonne volonté.

Je ne dois pas omettre qu'une des principales raisons, qui m'ont déterminé à chercher les moyens de réformer l'ancienne ferrure, c'est la difficulté qu'ont les Chevaux, à se soûtenir sur le pavé de Paris dans les tems de sécheresse. Autant la propreté si merveilleusement entretenue dans les rues

de cette Capitale, eſt avantageuſe aux Ci-
toyens, autant elle eſt préjudiciable aux
Chevaux. Plus le pavé eſt balayé, plus il ſe
plombe aiſément, & plus ces animaux cou-
rent de dangers. Mais tout devant ſans contredit céder à la commodité des hommes, il
faut que les Arts s'y accommodent : c'eſt ce
qui m'a fait imaginer le nouveau moyen que
je vais propoſer.

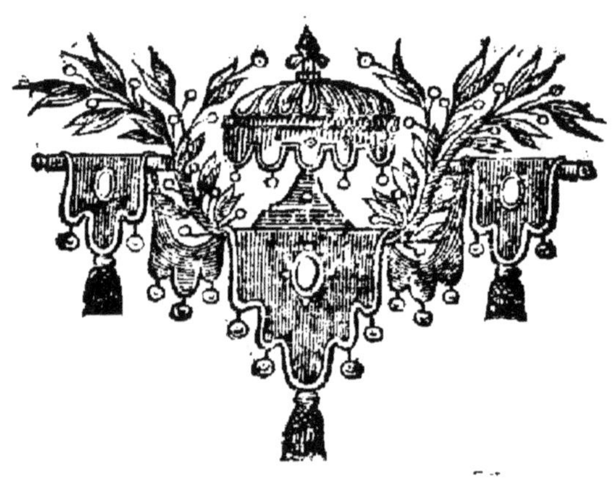

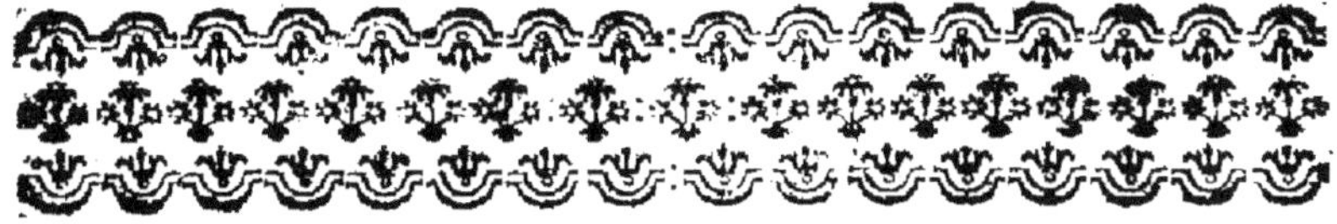

MANIERE

DE FERRER.

IL ne faut jamais parer la sole ni la fourchette pour les raisons qui viennent d'être
dites ; on doit se contenter d'abattre seulement de la muraille à l'ordinaire, si l'on la
juge trop longue, ensuite appliquer un fer
en croissant ou demi-lune *, amincir les
éponges, un peu plus long pour ceux qui ont
la muraille foible ; aux bons pieds il n'en faut
que jusqu'au milieu du sabot.

Huit petits clous faits comme à l'ancienne
mode, c'est-à-dire, ayant très-peu de tête,
s'incrustent dans l'étampure qui est faite comme la tête en longueur. On voit le dessein
du clou & du fer dans la planche quatriéme.

Voilà tout le mystére : j'avoue que cela
ne paroît pas être de goût ; que c'est même un
reproche assez général que me font ceux qui

* Voyez les Planches de la ferrure.

l'emploient pour la premiere fois ; mais la plûpart de ceux qui ont essayé cette ferrure la continuent, tant ils la trouvent avantageuse.

Au reste, si le Lecteur ne trouve pas mes raisons suffisantes pour le convaincre de l'imperfection de la ferrure ordinaire & de l'avantage de la nouvelle, je le renvoie à l'expérience, en l'assûrant qu'il se trompe fort, s'il prend tout ce que je viens de dire pour un simple projet dont le seul mérite seroit d'avoir été formé d'après une théorie raisonnée : je lui certifie que mes idées ont plus de solidité, & qu'en ventant ma nouvelle ferrure, je ne rapporte qu'un fait mis en exécution depuis long-tems, & confirmé par la pratique.

M. le Marquis de L. O. *** Colonel de Cavalerie, & Amateur des Chevaux, à qui je parlai de cette façon nouvelle de ferrer, au mois d'Octobre 1753. connoissant la structure du pied d'un Cheval, me dit qu'il la croyoit utile & bonne, & qu'il vouloit qu'on la pratiquât pour ses Chevaux ; de fait il l'a mise en usage sur le pavé plombé comme sur la glace, & quoique les chemins aient été presque impratiquables cette année 1754. ses Chevaux n'ont pas bronché : il m'a recommandé de continuer cette même ferrure.

Il y a nombre de maiſons dans Paris où je l'ai miſe en uſage. Le premier eſſai en a été fait ſur un Cheval à moi, qui traîne ma voiture encore aujourd'hui. Il avoit le défaut de faire des gliſſades affreuſes, quoiqu'il fût ferré à crampons des quatre pieds. Dès que je l'eus ferré à ma nouvelle façon, il eſt devenu auſſi ferme que s'il eût marché ſur la terre : j'ai même éprouvé dans les dernieres gelées de l'Hyver paſſé, que le même Cheval avec la même ferrure, & ſeulement deux clous à glace à la pince, marchoit ferme & très-ſûrement ſur la glace.

1°. J'ai déja dit ci-devant que toutes ſortes de ferrures des Chevaux alloient bien ſur toutes ſortes de terreins ; il eſt bon d'en dire encore un mot.

La ferrure Allemande a pour façon deux & trois crampons par chaque fer, & n'eſt bonne que ſur la glace ſeulement : par-tout ailleurs elle eſt nuiſible aux jambes, qui ſe trouvent montées comme ſur des échaſſes.

2°. La ferrure d'Eſpagne gêne les talons par la longueur du fer qu'ils y mettent, & dont ils rabattent les éponges ſur les deux quartiers du talon joignant la couronne, tellement que le pied ſe trouve gêné & preſſé à ne pouvoir s'écarter ; ce qui fait que preſque tous les Chevaux d'Eſpagne ſont encaſtellés.

3°. Les Anglois ont pour façon de ferrer leurs Chevaux, de tenir les éponges larges & hautes pour garantir la fourchette ; par-là ils leur ôrent la liberté de marcher facilement sur le pavé, parce que le fer ne porte point à plomb, & fait l'effet d'un pivot sur le milieu des éponges & de la voute.

4°. Les Chevaux des Turcs ont aussi de la peine à se tenir sur le pavé, parce que le fer leur couvre tout le pied.

5°. La ferrure Françoise a le défaut que j'ai ci-devant dit, qui est de faire les fers trop longs, de parer les pieds & de mettre un crampon aux pieds de derriere qui les fait porter de côté à faux : il vaudroit mieux qu'il y eût deux crampons à chaque fer ; mais la crainte que le Cheval ne s'estropie fait qu'on n'en met qu'un. Je conviens que les crampons sont utiles, sur tout aux descentes, aux reculemens ; mais ce crampon au bout de quelques jours de marche est usé, il glisse sur le pavé, & ne peut faire effet que quand il est neuf, encore ne faut-il pas que le pavé soit usé, attendu qu'il forme une rondeur dans son milieu, le fait glisser d'un pavé à un autre, ne trouvant point de prise entre les deux.

Il est donc essentiel de réformer ce crampon, & de ferrer le Cheval de façon que la fourchette pofe. à terre pour le retenir tout court & avec plus de fûreté qu'avec des crampons ; la fourchette fervira aux Chevaux pour marcher fur le pavé plombé , comme le feutre fert aux hommes pour marcher fur la glace.

Il faut convenir que la ferrure Françoife, pour les pieds plats, eft la meilleure & la plus folide de toutes.

Quant à ceux qui ont des bleimes & femes en dedans, faux quartier ou quartier foible, on doit les ferrer en demi lunette, c'eft-à-dire l'éponge de dehors plus longue, & celle de dedans très-courte, afin que le poids ne porte point fur la partie affectée ou douloureufe : il y a plufieurs expédiens qui produifent le même effet. On peut encore en imaginer d'autres, c'eft l'affaire de l'Artifte ; mais jufqu'à préfent je ne connois rien de mieux, de plus prompt & de plus fûr que la demi-lunette.

Je fouhaite pour le bien de la Société que mon atteftation & mon expérience lui foit une conviction fuffifante pour la porter à réformer une pratique abufive, & fujette à de fi grands inconvéniens. C'eft la récompenfe qui peut m'être la plus agréable.

Voilà ce que j'avois à dire fur cette nouvelle méthode de ferrer. Il y a déja de mes

Confreres qui la pratiquent ; beaucoup de Connoiſſeurs l'approuvent : tout ce que j'ai fait depuis ſix mois me confirme de plus en plus qu'elle eſt bonne ; cependant j'eſſuie tous les jours bien des contradictions de la part de gens de tout ordre ; les uns la condamnent par prévention, les autres par ignorance, & d'autres par malice : quelques Maréchaux & une partie des Cochers & Palefreniers ſont contre la nouvelle ferrure. Je penſe donc qu'il eſt de mon devoir de répondre en deux mots à toutes les objections qui ſont venues à ma connoiſſance.

PREMIERE OBJECTION.

On dit que cette ferrure foulera le talon, & cauſera des blêmes.

RE'PONSE. J'ai déja démontré que les éponges ne plient jamais, comme on le penſe, que le poids du Cheval force le ſabot qui eſt fléxible à gagner l'éponge ; le talon parlà ſe trouve comprimé comme dans une preſſe, par conſéquent ayant l'éponge courte, il ſera moins ſujet à des blêmes & foulures par la ferrure courte, parce que le talon n'appuiera que légerement contre le pavé, portant le poids du corps entierement ſur le milieu du pied & ſur la fourchette.

G iiij

SECONDE OBJECTION.

Il y en a qui prétendent que les talons s'ufent.

RE'PONSE. Pour prouver fans réplique que cela eft faux, que le talon ne pourroit jamais s'ufer jufqu'au vif, & que fa fubftance eft de nature à croître plus qu'elle ne s'ufe, c'eft que l'on eft obligé d'en abattre chaque fois que l'on ferre ; ce n'eft qu'aux Chevaux qui ont le talon fort.

TROISIEME OBJECTION.

On dit que je n'ouvre pas le talon, & que cela peut caufer des blêmes.

RE'PONSE. Il y a trois fortes de blêmes ; les unes viennent de la foulure, à quoi j'ai répondu ; les autres, faute de ne pas bien ouvrir le talon ; mais lorfque je les vois ainfi difpofés, je les pare en laiffant la fourchette dans fa force ; les troifiémes viennent de la conftruction naturelle du pied, & en ce cas qu'on pare le pied ou qu'on ne le pare pas, elles viendroient également.

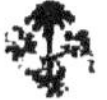

QUATRIEME OBJECTION.

On dit que la fourchette doit être fatiguée parce que le Cheval marche dessus.

RÉPONSE. Je pourrois à la rigueur en appeller à l'expérience : jamais Cheval ferré à la nouvelle méthode n'a jusqu'aujourd'hui donné la moindre marque de fourchette fatiguée ni de sensibilité, & même je ne crois pas que personne puisse dire avoir vu boiter des Chevaux étant vieux ferrés pour avoir marché sur la fourchette ; & on verra que cela n'est guère possible, lorsque l'on réfléchira sur la structure toute particuliere de cette partie, comme je l'ai donnée dans ce Traité : c'est une substance matelassée, spongieuse, fléxible, qui par son ressort naturel céde au poids du corps dans l'instant que le Cheval appuie le pied contre le pavé, & se remet promptement.

Il y a pourtant un cas où un Cheval peut devenir boiteux en marchant sur la fourchette, mais que l'on ne m'a jamais objecté : c'est quand elle est dure & séche. L'observation & l'anatomie du pied m'ont fait voir qu'il pourroit boiter, parce que le Cheval en s'appuyant à terre force cette partie dure contre l'expansion du tendon qui s'attache à l'os du pied , & le Cheval pourroit boiter par la grande senfibilité de cette partie ; mais fi j'emporte le petit bout de la fourchette avec le boutoir , il ne doit pas boiter.

CINQUIEME OBJECTION.

On dit que la fourchette fera plus fujette à avoir des fils ou des crapeaux.

Re'ponse. Cela ne vient qu'à ceux qui ont des humeurs : fi l'on y remarque de la difpofition , on pourra parer la fourchette , & le Cheval marchera fur les talons , s'ils font forts, avec la même fûreté fur le pavé plombé.

SIXIEME OBJECTION.

On dit que le nerf fe fatigue , c'eft-à-dire que le tendon d'Achille fe trouve tiraillé , & fouffre par la courte ferrure , parce que la fourchette porte fur le pavé.

Re'ponse. C'eft précifément tout le contraire.

Voyons les effets du poids du corps fur le tendon d'Achille , dans les circonftances fuivantes.

Si l'on ferre le Cheval à crampons , en ce cas il fe trouve une grande diftance entre la fourchette & le pavé ; le poids du corps porte fur les crampons, la fourchette qui eft en l'air céde, le tendon s'allonge, & fi le Cheval fait un mouvement violent & fubit, la rupture de ce tendon eft prefque inévitable, parce que la fourchette ne peut pas gagner le pavé pour foulager le tendon à qui elle doit fervir de point d'appui ; fi le tendon ne caffe pas, le Cheval boitera long-tems par la grande extenfion des fibres qui étoient prêts à fe rompre.

Si l'on ferre à éponges fortes, la fourchette eft beaucoup moins en l'air ; le poids du corps peut à la vérité forcer la fourchette à gagner le milieu d'un pavé, & par-là fauver l'extenfion violente du tendon ; mais comme l'épaiffeur des éponges empêche la fubftance de la fourchette de porter à terre, de céder & de rentrer en elle-même autant qu'elle en eft capable par fa nature, il faut que le tendon fe caffe par un pas de furprife violent & fubit, toute autre circonftance égale.

Si l'on ferre fans éponges, la fourchette qui porte tout le poids du corps du Cheval céde à chaque pas, & rentre par fon reffort dans fa propre fubftance : le tendon n'eft jamais dans un état de diftraction ; fes fibres ne feront pas fufceptibles d'une extenfion violente, dans le cas d'un mouvement de furprife & fubit.

J'ose dire d'avance que jamais il n'arrivera rupture du tendon sur le milieu d'un pavé, & si cela arrivoit, ce ne seroit que dans le vuide de deux pavés. Deux choses s'ensuivent clairement de ce que je viens de dire; qu'il peut arriver au tendon d'Achille tous les différens degrés de violences que l'on puisse imaginer depuis sa rupture totale jusqu'à la plus petite distraction de ses fibres qui le font boiter, & que c'est de la fourchette seule que dépendent tous ces différens degrés, comme il est démontré plus particulierement dans l'histoire de la fracture de l'os coronaire & l'anatomie du pied du Cheval.

SEPTIEME OBJECTION.

On dit que le Cheval sera plus sujet à prendre des clous de rue, & aux autres accidens qui viennent de la piquure de la sole charnue.

RE'PONSE. Comme on ne pare pas le pied, la sole de corne sera toûjours dans toute sa force, par conséquent moins susceptible à être percée, que lorsqu'elle est extrêmement mince.

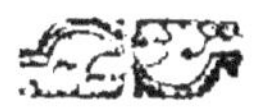

HUITIEME OBJECTION.

On dit que le Cheval n'eſt pas chauſſé à ſon aiſe, qu'il a de la peine à marcher, & qu'il doit boiter.

RE'PONSE. Si le Cheval marche avec peine, ou s'il boite, ce ne peut pas être de la ferrure, ſi courte qu'elle ſoit miſe, ſi ce n'eſt par les différens accidens qui arrivent ſouvent à la ferrure ordinaire, & qui peuvent arriver à la nouvelle, qui ſont 1°. le pied trop refermé ; 2°. la piquure ; 3°. les clous qui ſerrent la chair canelée ; 4°. le fer qui porte ſur la ſole ; 5°. quand les éponges preſſent ſur des talons foibles ; 6°. quand la ſole eſt brûlée ; 7°. les coups de boutoir qui auront bleſſé la ſole charnue.

Par ma ferrure j'évite quatre de ces accidens ; 1°. que le talon ne ſoit foulé, parce que je n'y mets point de fer : 2°. je conſerve la ſole à laquelle je ne donne aucun coup de boutoir : 3°. la ſole charnue n'eſt jamais brûlée ni bleſſée par le boutoir, puiſqu'on n'y touche point. Que l'on évite les trois autres accidens ci-deſſus, & je défie que l'on puiſſe faire boiter un Cheval qui a bon pied, ſi court que le fer puiſſe être.

NEUVIEME OBJECTION.

On dit que le Cheval est sujet à se déferrer, parce que le fer n'est attaché qu'avec de petits clous.

Re'ponse. Il est certain qu'un fer court à petits clous tiendra mieux qu'un fer long à gros clous; qu'il a moins de portée; que le levier est plus court, qu'il a encore moins de poids de fer, par conséquent il fatiguera moins les rivets, & n'écartera point la corne comme un gros clou. De plus j'en appelle à l'expérience. Au reste, ceux qui sont ennemis de la nouvelle ferrure, n'ont qu'à mal river les clous, & le Cheval se déferrera à leur volonté.

DIXIEME OBJECTION.

On dit que les Chevaux n'ayant point de crampons, seront plus sujets à glisser.

Re'ponse. J'assûre que plus le pavé sera sec & plombé, & plus la fourchette ou le talon posera à terre, plus le Cheval aura de fermeté, & il glissera beaucoup moins que s'il avoit des crampons, quoiqu'à de fortes descentes ou à de forts reculemens. Ce qu'il y a de sûr, c'est que moins il y aura de fer, moins il gliſſera, parce que s'il étoit poſſible qu'il pût s'en paſſer, il ne ſeroit point ſujet aux gliſſades.

Je ne réponds cependant pas que la ferrure que je propoſe faſſe le même effet ſur le pavé humide, que l'on appelle gras; que les Chevaux s'y tiendront auſſi fermes, ſur-tout des pieds de derriere: je penſe que des gros clous leur ſeroient utiles, comme il peut arriver ſur des terres graſſes.

J'ai obſervé que la ferrure actuelle s'uſoit près de la moitié plus que celle que je propoſe. Par exemple, ſi je mets un fer de deux livres à un Cheval, il diminuera de la moitié par le ſervice ſur le pavé, & le même Cheval faiſant le même chemin & dans le même eſpace de tems, s'il eſt ferré en croiſſant, ſa ferrure ne diminuera que d'un tiers; on n'a qu'à peſer les deux fers avant que de les appliquer & les peſer enſuite, on jugera de la vérité de ce que j'avance, & l'on ſera convaincu par-là que le Cheval ferré à ma façon marche plus légérement.

Ma nouvelle ferrure, je le repete, n'a contre elle que le préjugé; l'anatomie qui m'a fait connoître la ſtructure du pied m'en a montré tous les avantages, & l'expérience me les a confirmés.

J'espere que par la suite elle sera encore plus goûtée, & que l'on reviendra d'un préjugé qui n'a d'autres fondemens qu'une longue habitude, comme d'une infinité de mauvaises pratiques anciennes, qui sont souvent dangereuses ou inutiles, dont je crois devoir donner un léger détail pour le bien de la société, en attendant qu'un ouvrage que je médite, les mette dans un plus grand jour.

PREMIER ABUS.

J'ai vu un Cheval à qui on avoit coupé la veine jugulaire, périr par la faute de l'Opérateur, qui ne connoissant pas assez la véritable circulation du sang ; fit une ligature à la partie inférieure au-lieu de la faire à la partie supérieure ; d'où venoit le sang. Pendant le tems qu'il mit à essayer de l'arrêter, dans l'endroit d'où il ne venoit pas, le Cheval périt.

J'ai vu faire la même faute sur des Chevaux à qui on avoit coupé la veine saphenne ou du plat de la cuisse ; entre autres sur un qui périt en lui barrant la veine, parce qu'on fit la ligature au-dessus, au lieu de la faire au-dessous. Ceux qui sont plus craintifs ont l'habitude de mettre deux ligatures & de les couper au milieu ; mais à quelque veine que ce foit, il n'en faut jamais qu'une.

SECOND ABUS.

On barre les veines pour différentes caufes dans l'idée qu'elles portent des humeurs. J'ai vû barrer les jugulaires à des Chevaux qui font devenus aveugles, & cela ne peut être que très-préjudiciable à toute autre partie, parce que l'on arrête le courant des liqueurs. Il y a quelque chofe de plus, c'eft que je fuis abfolument perfuadé que cette opération indépendamment des accidens qui en furviennent eft toûjours inutile; car il eft faux que ces veines portent la nourriture, comme les ignorans le prétendent, puifque l'on doit fçavoir que ce font les artères.

TROISIEME ABUS.

Lorfque les Chevaux font fourbus, on arrête la circulation du fang, fans le fçavoir, par les ligatures qu'on leur met aux quatre jambes avec des liens de paille, ou du ruban, qu'on ferre fortement, dans la crainte que la fourbure ne defcende dans le fabot. J'ai vû des Chevaux à qui la gangrene caufée par la compreffion eft venue à cette partie.

H

QUATRIEME ABUS.

C'eft une très-mauvaife méthode de fuf-
pendre les Chevaux qui ne peuvent fe foû-
tenir fur leurs jambes, attendu qu'ils s'aban-
donnent fur les fupentes, & la gangrene
fe met où elles portent. La raifon en eft
bien fenfible, c'eft qu'elles arrêtent le cours
des liqueurs.

CINQUIEME ABUS.

Il y en a qui prétendent que les tran-
chées d'un Cheval font occafionées par des
avives, & pour y remédier, on ouvre les
glandes maxillaires qu'on nomme vulgairement avives, & fouvent par cette ouverture
on détruit les canaux maxillaires qui portent la falive à la bouche, & quelquefois
il arrive que la plaie devient fiftuleufe &
que cette liqueur fe perd par cette ouverture au-lieu d'aller dans la bouche, & fait dé-
périr le Cheval.

SIXIEME ABUS.

Il y en a qui ôtent le lampa ou la fêve.
J'ai vu un Cheval à qui on n'a pas pû arrêter
le fang, & qui en eft mort.

On fait cette opération dans l'idée que cette croiſſance de palais eſt contre la nature, on lui ôte un ou deux ſillons de ce palais qu'on dit être la fêve ou le lampa avec un fer rouge, & l'on fait par conſéquent une plaie à cette partie. Il faut remarquer que pour ce qui eſt de la fêve ou lampa, tous les jeunes Chevaux, regle générale, doivent avoir le palais plein, du plus ou du moins, & quelquefois même le palais eſt plus ſaillant que les dents inciſives, & à meſure que les Chevaux vieilliſſent le palais s'applanit & les dents ſailliſſent.

SEPTIEME ABUS.

Il y a des Chevaux qui ſe trouvent dégoûtés; on prétend que ces dégoûts viennent des ſurdents, c'eſt une pure imagination; car j'en ai vû pluſieurs qui avoient les dents conſidérablement plus élevées les unes que les autres, & qui cependant broyoient au mieux les alimens. J'ai éprouvé qu'en voulant limer ces prétendues ſurdents, on ébranloit toute la machoire ſupérieure & inférieure, & que même on y cauſoit aſſez ſouvent une inflammation par les ſecouſſes violentes du fer dont on ſe ſert pour abbatre ces éminences; & cette Opération loin de

leur donner de la facilité à manger, les en
empêche. J'ai vû même quelquefois des dents
qui avoient été caſſées net.

HUITIEME ABUS.

On dénerfe au bout du nez pour différentes raiſons qui ne tendent à rien & ſont
plus nuiſibles qu'utiles. J'ai vû des Chevaux
en devenir aveugles, d'autres en contracter
la gangrene, & cela par la grande inflammation qui ſurvient dans cette partie. Nos
anciens prétendent que c'eſt un nerf qui
prend ſon origine au bout du nez & s'étend
juſqu'à la derniere vertebre du dos (erreur);
car ce ſont deux muſcles releveurs de la
lévre ſupérieure, qui prennent leur origine
& de leur attache à la partie inférieure ont
l'os frontal, & vont ſe terminer au bout du
nez, d'où il ne réſulte qu'un tendon. L'opération conſiſte à faire une ouverture au bout
du nez ; à lever ce tendon avec la corne de
chamois, & à couper ces deux muſcles près
de leur attache, en les tirant avec force au
dehors : l'on fait cette opération pour différentes maladies.

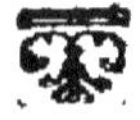

NEUVIEME ABUS.

Il y a, dit-on , des Chevaux qui ont le vertigot ,à qui on perce le toupet & auffi la criniere près de l'occipital avec un fer rouge , ce qui attaque quelquefois le ligament cervical qui a fon attache fixe à la crette poftérieure de l'occipital. Cette opération fe fait pour y détruire un ver vivant qui eft fans contredit une vraie chimere ; car j'ai fait l'ouverture de plufieurs de ces Chevaux attaqués (foi difant) de cette maladie ; je n'ai jamais vû de ver , ni n'ai vû perfonne qui m'ait dit en avoir trouvé ; je penfe que ce mal n'eft autre chofe qu'une inflammation au cerveau. J'ai vu un Cheval qui a guéri de cette inflammation , mais il fut incommodé pendant quatre mois du feu qu'on lui avoit mis , & ne pouvant plus porter fa tête on l'abandonna. Je trouvai que le feu avoit détruit le ligament cervical , ce qui confirme ce que j'ai dit plus haut.

DIXIEME ABUS.

J'ai vû un Cheval à qui on avoit fourré un poireau dans la gorge , parce que l'on s'imaginoit qu'il avoit avalé une plume qui le faifoit touffer ; on l'enfonça jufques dans la trachée artére, il y refta quelques petites parcelles du poireau qui le fit touffer encore davantage ; on reprit un nerf de bœuf qu'on lui enfonça plus avant, & le Cheval étouffa : j'en fis l'ouverture, & je trouvai en effet des parcelles du poireau jufques dans les bronches du poumon.

Quant à l'idée que l'on a que la toux des Chevaux vient fouvent d'une plume qu'ils ont avalée, elle eft fauffe, attendu qu'avant de parvenir dans l'Œfophage, elle eft humectée par la falive qui eft toûjours très-abondante dans les Chevaux ; j'en ai fait plus d'une fois l'expérience. J'ai donné à des Chevaux gourmands des plumes de différentes groffeurs à manger dans du foin, qui ne leur ont fait aucun mal ; fouvent ils en mangent dans des fermes où il y a des poules, & il ne leur en arrive rien.

ONZIEME ABUS.

J'ai vu un Cheval que l'on croyoit boiteux de l'épaule, & que l'on faifoit marcher de force fur la partie affligée en lui levant l'autre pied avec une corde & en lui attachant la jambe, ce qu'on appelle nager à fec. Il parut quelque tems après une groffeur

à la couronne qui fit voir que c'étoit au pied
que résidoit sa maladie, & que c'étoit mal
à propos qu'on l'avoit forcé de marcher sur
la partie affligée. Ce cheval au lieu d'avoir
été soulagé resta estropié.

DOUZIEME ABUS.

On fait tirer l'épine à des Chevaux boiteux dans la persuasion où l'on est que la tête
de l'os fémur est sortie de sa cavité, & à dessein par conséquent de la leur remettre.

Supposons qu'elle en soit sortie (ce que je
n'ai pas encore vu) j'ai bien vu le fémur & sa
tête cassée dans la cavité cotiloïde, & même
les os défillés ; mais je n'ai jamais remarqué
qu'il fût dérangé, & jamais personne ne m'a
dit l'avoir vu ; dans cette supposition je ne
crois pas qu'il soit possible de le remettre.

Tirer l'épine, c'est attacher une corde
d'un bout au paturon de la jambe malade, &
de l'autre à un arbre flexible, duquel on
fait tirer le Cheval à coup de fouet. J'en ai
vu qui boitoient peu, & qui après ce tourment
font devenus plus boiteux & pour toute leur
vie.

TREIZIEME ABUS.

Pour les écarts & les efforts on attaque la peau, comme si elle étoit le siége du mal ; jamais on n'a vu boiter des Chevaux par des maladies de tégument, si ce n'est quelquefois par une corde de farcin, qui comprime le mouvement des muscles, ou par quelques abcès qui peuvent s'y former.

Le reméde à ces écarts & ces efforts, est de passer des sétons entre la peau & les muscles cutannées, soit de cordes simples ou mélées de crin, ou de rubans, ou de cuir ; on met aussi de la paille, des baguettes de boulleau, ou d'autre bois ; il y a un nombre infini d'autres remédes, mais qu'il seroit trop long de rapporter, qui tendent tous à exciter la suppuration en quelque partie, & ne produisent d'autres effets que de faire souffrir le Cheval inutilement. Ces opérations doivent être regardées comme des espéces de cautere qui ne peuvent servir qu'à évacuer des humeurs.

Il m'est arrivé qu'un propriétaire me fit mettre le feu à son Cheval boiteux (comme cela se pratique encore) qu'il disoit avoir fait un effort ; il me fit mettre une grande quantité de pointes de feu qui perçoient jusques

dans les muscles, il se forma une grande inflammation & l'animal devint plus boiteux
qu'il n'avoit jamais été ; toute la cuisse devint
aride , & en fut estropiée pour toûjours.
J'avois fait cette opération à regret ; mais il
falloit contenter le propriétaire aux ordres de
qui j'étois pour le moment.

QUATORZIEME ABUS.

Il y a encore une méthode , qui est , selon
moi, un autre abus , c'est de saigner au
mois de Mai les Chevaux jouissans d'une
parfaite santé. Je ne vois pas sur quoi peut
être fondée cette habitude , sur-tout lorsqu'ils se portent bien, j'en ai vû plusieurs en
devenir malades.

J'ajoûterai une courte & derniere réflexion
sur les Chevaux qu'on dit être froids dans les
épaules ou pris des épaules.

Je pense que c'est dans les articulations du
pied, & non dans les épaules qu'il faut chercher les causes qui font boiter les Chevaux ;
ce qui ne laisse pas lieu de douter que l'origine de cette maladie ne soit uniquement dans
les articulations, c'est qu'après avoir disse-
qué des Chevaux qu'on croyoit froids des
épaules, j'ai trouvé que la synovie de l'articulation dans le sabot étoit diminuée & altérée ;

je crois que quand le Cheval a bien chaud,
la fueur qui defcend des épaules & du col
jufques fur les jambes, à mefure qu'elle
s'éloigne du tronc, fe refroidit fur les extrémités inférieures, qui d'ailleurs ne peuvent
pas être auffi chaudes que les mufcles.

C'eft à cette diftance, à cette organifation,
& au refroidiffement de la fueur fur ces parties qu'on peut attribuer la diminution &
l'altération de la finovie, qui d'abord fait
feindre & enfuite boiter le Cheval.

On peut prévenir ce mal en faifant marcher doucement au bout d'une courfe, pour
le laiffer refroidir peu à peu, jufqu'à ce qu'il
foit bien reffuyé ; on lui bouchonne les jambes, on le couvre & on le tient bien chaudement & au filet pendant une heure : on ne
court point de rifque à le mener à l'eau pour
le laver, s'il eft crotté, quoiqu'il foit en fueur;
il faut feulement obferver de ne pas le laiffer
boire, & de le faire promener avant que de le
faire rentrer dans l'écurie pour qu'il ne fe re-
froidiffe point fubitement : l'ufage de frotter
les jambes avec un bouchon de paille eft
falutaire, en ce que fon effet eft de ranimer
les parties ; celui de les tenir chaudement
l'eft auffi, en ce qu'il prévient la foubure, la
morve, & autres accidens.

La matiere feroit inépuifable fi je voulois

m'étendre sur toutes celles qui sont l'objet de ce Livre ; mais je laisse à mes Confreres plus lettrés & plus éclairés que moi à mettre au jour ce que je puis avoir oublié ; j'espere que le peu de lumiere que j'ai répandue sur notre Art, qui est trop dans l'obscurité, les engagera à le perfectionner, & dans mon particulier, je déclare que j'aurai une obligation sincere, non seulement à ceux de ma Profession, mais encore à tous les Amateurs de la Cavalerie, s'ils veulent bien me communiquer & me faire connoître mes erreurs, ainsi que leurs réflexions & leurs découvertes.

Il paroît que les Maréchaux d'Angleterre ne sont pas plus sçavans ni plus expérimentés que nous dans la connoissance de leur sujet, & sur-tout dans la circulation du sang ; ainsi que dans une infinité de maladies, où ils appliquent presque toûjours les mêmes remédes sans discernement, & sans s'appliquer à en connoître sûrement la véritable cause.

Voici comme s'en explique M. Bartheley Chirurgien de Londres, qui a donné cette année un Livre que j'ai fait traduire, & qui a pour titre : *Le Maréchal à l'usage des Gentilshommes*, ou *Traité de pratique concernant les maladies des Chevaux*, dans lequel il a indiqué les meilleurs Auteurs qui ont écrit sur cette matiere.

Il dit donc, Chapitre 4. qui traite des fiévres, qu'il ne peut revenir de l'étonnement où il est que les Maréchaux soient si ignorans dans la connoissance du pouls. Voici ses termes : » Une attention convena-
» ble au pouls, est un article si important
» pour former un jugement juste dans les fié-
» vres, qu'il paroîtroit surprenant combien
» il a été négligé, si on ne se rappelloit pas
» que les Maréchaux en général, sont de
» si parfaits ignorans, qu'ils n'ont pas la
» moindre conception de la circulation du
» sang, ni ne sçavent pas seulement faire la
» différence entre une veine & une artère.
» Confierons-nous donc la santé & la vie
» du plus précieux animal à de semblables
» gens ? «

Je me réserve à parler de certaines découvertes, cures & opérations, dont M. Bartheley donne la Recette dans son Livre, & qui m'ont paru d'autant plus justes, qu'elles sont fondées sur une connoissance exacte de l'anatomie du Cheval, lorsque je pourrai parler avec certitude de sa méthode de couper la queue, & de la description de la machine qu'il a inventée pour la pratique de cette opération.

Comme je me suis toûjours fait un plan de ne donner au Public que des choses certaines, & confirmées par des expériences infaillibles, je veux l'éprouver par moi même avant que de la communiquer.

F I N.

PRIVILEGE DU ROI.

rablement traiter l'Expofant, Nous lui avons permis
& permettons par ces Préfentes de faire imprimer
ledit Ouvrage autant de fois que bon lui femblera,
& de le faire vendre & débiter par tout notre Royaume, pendant le tems de trois années confécutives,
à compter du jour de la date des Préfentes : Faifons
défenfes à tous Imprimeurs, Libraires & autres perfonnes, de quelque qualité & condition qu'elles
foient, d'en introduire d'impreffion étrangere dans
aucun lieu de notre obéiffance ; à la charge que ces
Préfentes feront enregiftrées tout au long fur le
Regiftre de la Communauté des Imprimeurs & Libraires de Paris, dans trois mois de la date d'icelles ; que l'impreffion dudit Ouvrage fera faite dans
notre Royaume & non ailleurs, en bon papier &
beaux caracteres, conformément à la feuille imprimée attachée pour modéle fous le contre-fcel des
Préfentes ; que l'Impétrant fe conformera en tout
aux Réglemens de la Librairie, & notamment à
celui du 10. Avril 1725. qu'avant de l'expofer en
vente, le Manufcrit qui aura fervi à l'impreffion
dudit Ouvrage fera remis dans le même état où
l'Approbation y aura été donnée ès mains de notre
très-cher & féal Chevalier, Chancelier de France,
le Sieur De la Moignon, & qu'il en fera enfuite
remis deux Exemplaires dans notre Bibliothéque pu-
blique, un dans celle de notre Château du Louvre,
un dans celle de notredit très-cher & féal Chevalier,
Chancelier de France, le Sieur De la Moignon, &
un dans celle de notre très-cher & féal Chevalier,
Garde des Sceaux de France, le Sieur De Machault,
Commandeur de nos Ordres, le tout à peine de
nullité des Préfentes : du contenu defquelles vous
mandons & enjoignons de faire jouir ledit Expo-

fant & fes ayans caufe, pleinement & paifiblement,
fans fouffrir qu'il leur foit fait aucun trouble ou em-
pêchement : Voulons que la copie des Préfentes,
qui fera imprimée tout au long au commencement
ou à la fin dudit Ouvrage, foi foit ajoûtée comme
à l'Original. Commandons au premier notre Huiffier
ou Sergent fur ce requis, de faire pour l'exécution
d'icelles tous Actes requis & néceffaires, fans demander autre permiffion, & nonobftant Clameur
de Haro, Charte Normande & Lettres à ce con-
traires : CAR tel eft notre plaifir. DONNÉ à Ver-
failles, le douziéme jour du mois d'Août, l'an de
grace mil fept cent cinquante-quatre. Et de notre
Regne le trente-neuviéme. Par le Roi en fon Con-
feil, PERRIN.

*Regiftré fur le Regiftre XIII. de la Chambre Royale
des Libraires & Imprimeurs de Paris, N°. 408. fol.
318. conformément au Réglement de 1723. qui fait
défenfe, Art. IV. à toutes perfonnes de quelque qualité qu'elles foient, autres que les Libraires & Imprimeurs, de vendre, débiter & faire afficher aucuns Livres pour les vendre en leurs noms, foit qu'ils s'en
difent les Auteurs ou autrement ; & à la charge de
fournir à la fufdite Chambre neuf Exemplaires de
chacun prefcrits par l'Art. CVIII. du même Réglement. A Paris, le 29. Août 1754.*

Signé, DIDOT, *Syndic.*

De l'Imprimerie de GISSEY.

FAUTES A CORRIGER
dans cet Ouvrage.

PAge 23. *ligne* 11. sans les colorer, *lis.* sans les deffoler ; à quoi il faut ajoûter : mais je préfere la faignée à la partie supérieure du pied, attendu que le fang remontant, vous déchargez par-là mieux la partie.

Page 47. *ligne* 28. joint avec la Morve, *lis.* jointe avec la Morve.

Page 48. *ligne* 6. vifiter fes ulcères, *lis.* vifiter fes vifcères.

Ibid. ligne 7. trouvées faines, *lis.* trouvés fains.

Ibid. ligne 10. tant dans les finus frontaux, *lis.* dans les finus tant frontaux.

Page 49. *ligne* 4. éviter ces maladies, *lis.* prévenir ces maladies.

Ibid. ligne 16. du froid au chaud, *lis,* du chaud au froid.

Ibid. ligne 28. connoiffoit l'utilité, *ajoûtez,* mieux l'utilité.

Page 116. *ligne* 16. & de leur attache à la partie inférieure ont l'os frontal, *lis.* ou leur attache au-deffous des yeux, & vont fe terminer.

Page 119. *ligne* 14. les os déffilés, *lis.* les os des Ifles;

Fin de l'Errata.

9 782329 777733